董序

大地搏搏。羣族繁生。食物之不同。各因習慣而異其品。彼南洋之土人。非洲之黑人。印度之樓人。歐美之白人。皆各有其特種之食物。以維持其健康。即以吾國人論。北方人食麥。南方人食米。北方人食鹹。南方人食淡。湘人之食辣。粵人之善食野狗。誠如孔子所謂少成若天性。習慣成自然也。故各人食物之味覺。亦因主觀而不同。不能強嗜酸者以鹹。嗜甜者以苦也。然食物之習慣。固各異其趣。而食不慎。足以致疾則一。予嘗謂食物之要旨。宜少。宜混和。宜順天時。諺云。「少食多滋味。多食壞肚皮。」蓋多食雜食。均能妨碍胃腸之消化。而偏於食白米。易罹脚氣。偏食蛋白脂肪質過量。易患腎臟炎糖尿病等。故主各物混和而食。以免偏頗。至於食物之生長。隨天時地方以進退。食物之應隨季節而變異。自然之公理也。試觀夏季之炎熱。即有水分豐富之瓜類。以祛煩渴。冬令寒冷。則取肉類食物。以加增體溫。春季蔬菜。秋季菓實。皆天時人事。自然適應。取之既便。用之有益。若有好奇者。冬日而食西瓜。不但厚費。抑且傷生。乃世之好奇者正多。或爲人造溫室。足奪天巧。以非時之產物。供其異饌。不知天地養生之道。已犯天地自然之和。養生家所不取也。

上海國醫出版社。有食物療病常識之發行。爲醫學家楊志一沈仲圭。二君所合編。博採全國名醫之經驗。發揮食物營養之價值。及食物療病之偉效。至爲詳盡。吾國醫學。自古醫食同源。故唐孟詵撰食療本草三卷。昝殷撰食醫心鑑三卷。南唐陳士良撰食性本草十卷。淮南王撰食經一百二十卷。明盧和汪頴合撰食物本草。甯原撰食鑑本草。近如日人新林元圭與松岡元達等。各有食物摘要。食療正要之輯。皆祖食醫之意也。今楊沈合編之食物療病常識問世。吾知不脛而走。將爲家庭間必要購備之書。因論述食物之習慣。及其要旨。以爲食物療病之對照。庶知食物固足以養生療病。而飲物之道。亦自有其自然與常識在也。謹錄以爲序。旹在

民國二十五年歲次丙子仲春　杭州董志仁謹識

目錄

上編　食物榮養學

第一章　植物性食物

第二章　動物性食物

目錄

下編 食物療病學

第一章 食物療病之實施

食物相忌表

按吾國食物。種類繁多。物性各異。故相剋忌者殊多。常人不察。每同食致命。甚可嘆惜。茲特考證列表如下。

香蕉與芋艿　莧菜與甲魚　黃瓜與花生　牛肉與紅糖　螃蟹與生梨

螃蟹與柿子　豬肉與騾肉　羊肉與梅子　牛肉與栗子　鱉肉與桃子

魚與荊芥　葱或韭與蜜（俗名甜砒霜）　木耳與鵪鶉　李子與雀肉

楊梅與生葱　河豚與菊花　烘青豆與飴糖　龜肉與馬齒莧

上述各物。性頗剋忌。如同食之。輕則致病。重則傷生。進食之際。幸共注意焉。

上編 食物榮養學

第一章 植物性食物

說茶

沈仲圭

民廿之春、雨雪連綿。斗室枯坐。殊感岑寂。抽毫濡墨。以文消遣。因思茶爲吾人日常飲用之品。其於衛生上之利害。醫藥上之價値。世人多有未明底蘊者。拉雜書此。聊作談助。

吾國古時。初不飲茶。孟子告子篇。『冬日則飲湯。夏日則飲水。』是其明證。世說新語『王濛好飲茶。人至。輒飲之。士大夫每往。必云今日有水厄』。爾雅郭璞注『苦茶。樹小似梔子。葉可煑作羹飲』。則知晉人雖知飲茶。猶未普遍。且飲法亦與今異。降及李唐。陸羽著茶經三卷。詳言茶之原之法之具。民間漸以茶爲飲料。迨德宗貞元間。稅茶於出茶州縣及商人要路。以三等定估。十稅其一。歲得錢四十萬貫。(見舊唐書)則知飲茶之習。已遍海內矣。

茶爲我國特產。江淮以南皆有。其尤著者。爲浙江之龍井。江蘇之碧螺春。福建之武彝。安徽之六安。雲南之普洱。廣東之烏龍等處。徒以製法不知改良。奸商作弊圖利。浸至出口數額。以年遞減。可概也。

茶葉之成分。爲茶素、單甯、揮發油、粗蛋白、粗纖維、灰分等。茶素入血。使心臟機能興奮。血流加速。腦部血量增多。精神煥發。故於疲勞性神經衰弱。飲之有益。並有利水、清熱之功。單甯入胃。制止消化酵素之分解作用。並凝固百布頓。故飯後飲茶。最非所宜。患慢性消化不良者。尤宜忌之。

中國本艸云。茶能消食。殆因揮發油微有促進胃液分泌之作用。然單甯妨礙消化。嚴格論之固非所宜。

昔東坡居士有姜茶飲。生姜細茶各三錢。濃煎服。治痢疾。查生薑增加胃之分泌。更有促進大腸吸收水分之功。茶葉收斂腸之創面。及制止腸液之分泌。故爲止痢開胃之方。用於瀉痢之後。每多奇効。

服鐵劑者必忌茶。亦以單甯與鐵化合。卽成單甯酸鐵。不能再行吸收。以補血中不足之鐵。然含單甯之食品。不僅茶葉一種。若生藕生柿。皆含單甯。俱宜禁食。

吾人發生口渴之原因。乃體中缺乏水分之象徵。只須飲水卽可。原不必代以任何液體。近見都市公共機關。咸以開水敬客。此事最合衛生。深願各地同志。積極提倡。俾國人飲茶之習。恢復中古飲水之風焉。

茶葉之醫治作用

茶葉之有效成分。爲茶素 Thein 與單甯酸 Acidum tanicum 二者百分中之含量。爲二與一二之比。茶葉中既含有此多量之單甯酸。則凡適應單甯之病。似可酌量病情。代以茶葉。爰將古書所載效方。擇錄於后。

治霍亂　用茶葉調乾薑末服。

治泄痢　茶葉和醋煎服。

治赤白痢　茶葉炒。煎服。

治遠年痢　用臭椿皮一兩五錢。雨前茶一錢半。扁柏葉二錢半。烏梅紅棗各二枚。酒水各一盌。煎好。緩緩服。恐嘔。

治脚叉濕爛　茶葉嚼爛敷之。

治火傷　茶葉嚼爛敷之。

今欲明瞭茶葉何以能治上列諸病。則對於單甯酸之藥性。應有相當之了解。茲就所知。略述一二。

1. 本品無食子取出。色淡黃。味酸濇。不溶於以脫 Aether 酒精 Spirit 惟甘油 Glycerin

(B)與水能溶解之。

2.本品之收斂作用。始於小腸上部。漸及於全腸管。

3.本品敷於各種粘膜。該膜即收縮。其血自減少或停止。

4.本品之治療作用有二。(1)止血。(2)收斂。

5.因其有止血作用。故治腸出血。因其有收斂作用。故治下痢。

6.結核性下痢神經性下痢。用本品無效。

藥用之茶。紅茶不及綠茶。綠茶不及原茶。又嫩芽不如老葉。中國所產。不敵印度爪哇所產。若普通飲用。適於上述相反。此因供藥用者。宜含單甯酸多。供食用者。宜含單甯酸少之故也。

單甯酸之溶解。較茶素 Thein 香油 Essential為遲緩。故用茶治病。泡漬之時間宜久(約五十分鐘)用茶解渴。泡漬之時間宜暫(約五分鐘)

浙人飲茶。每加玫瑰花數朵。同泡一器。此風清代最盛。查玫瑰花內含單甯酸。其收斂止血之功。與茶葉同。二物並用。治病固可加其效。飲用反以倍其害也。

(按)茶中含有揮發油、及單甯酸。前者可以醒酒提神。後者溶解難較。性帶收斂。故衛生家飲茶。於泡後五分鐘內飲之。則此時單甯酸。尚未溶下。氣味清香。對人體頗好。若泡留過久。即非佳良之飲料矣。

肺癆與飲茶

姚伯麟

歐洲往古。民間相傳。有以茶代藥。治療肺結核之法。科貝爾托氏書中。曾言及之。此因茶中含有硅酸之故。硅酸在茶中。溶解而遊離。至何以知其有效於結核。則據科貝爾氏等所證明。硅酸爲存在於中胚葉及外胚葉所形成身體組織中之化學的成分。其中之結締織及纖維素。亦含有最多之硅酸。據修白資氏所測定者言。則纖維素灰分之百分三十爲硅酸。而結核性患處之治愈者。因其周圍之結締織。新有生機。形成瘢痕。以至於包擁患處。故硅酸輸入體內時。因促進纖維素及結締織之發生。得以助長結核之自然治愈也。尤如患結核之肺。（即中國所謂肺癆）據盧賓氏證明。較諸普通之肺。含硅酸特少。故對於患病之肺臟。輸送易被吸收之溶解性硅酸鹽。特爲必要。卡勒氏之動物試驗。嘗以硅酸施諸患結核之長毛兔。該兔雖因結核而死。然其肺之患處周圍。乃見其結締織之新生而硬化。其一部分。殆已化爲瘢痕。又據西格扶利托氏之試驗。雖內服硅酸。可證明無毒。故可應用於人之結核。然最初廣行此實驗者。爲季融氏。其硅酸療養法。多用茶爲之。據其成績言。則永續飲用者。得奏好結果。其他學者。亦認有增加食慾及體重與消失發熱之效。此外亥爾威希及開塞勒爾氏謂。據硅酸療法。可致血液中之白血球增加。又見其食菌作用之增進。然而茶中所含硅酸之量。因茶之種類。各不相同。若以結核之硅酸療法爲目的。則用茶之際。不能不預先選擇多含硅酸者。又吸收後之硅酸排出量與尿量之多寡平衡。故因茶有利尿作用。遂縮短硅酸對於病變組織之效力。此則其不利之處耳。總之。硅酸對於結核性病之患處。助成所需之結締織之新生。故認爲有促進治愈之作用。深願我國醫藥學者。就國產各種茶葉。檢查硅酸含量。及對於結核之藥理作用。確加研究。爲結核治療界開一新紀元也。

茶之研究

葉橘泉

「科　屬」山茶科(一作厚皮香科)茶樹之葉

「形　態」樹高四五尺。叢生。葉長寸許。橢圓形。呈深綠色。有光澤。邊緣有細鋸齒。初春生新葉。秋開白色單瓣花。結實作褐色。扁圓形。熟則有三子裂出。

「種　類」春夏間採摘嫩葉。於焙爐上揉搓。使充分乾燥者爲綠茶。或蒸熟後露置以待醱酵而製成者。爲之紅茶。

「性　味」苦澀微甘。呈弱酸性反應。

「成　分」咖啡鹼。Caffeinum $C_8 H_{10}N_4O_2+H_2O$ (〇·二至三·四%)揮發油。單甯等。

「生理作用」入胃後刺激胃壁。興奮胃神經。使胃腺分泌增加以助消化。至腸。被腸壁吸收。攝入血液中。助鐵質以旺盛血行循環。促進腎臟濾過工作。以奏利尿之效。

「醫治作用」主治瘻瘡。利小便。去痰熱。止渴。令人少睡。有力。悅志。(食經)下氣消食。作飲加茱萸葱姜良。(蘇恭)

破熱氣。除瘴。利大小便(藏器)

清頭目。治中風昏憒。多睡不省。(王好古)

「驗　方」治久痢　雨前茶一兩。臭椿樹根皮一兩。扁柏葉八錢。烏梅二個。大棗二個。酒水合煎。緩緩服。勿令嘔。(鳳聯堂驗方)

頭風痛　川芎七錢。雨前茶五錢。天麻三錢。酒煎服。(家寶方)

「民間療法」腳指丫溼爛。茶葉嚼爛。敷之極效。

「禁　忌」空腹時忌服。

「橘泉按」本品係「興奮」而兼「收斂」劑。有清腦爽神。健胃。止利。化痰。利尿之功效。無病之人。如食甾膩之後。飲茶固佳。若嗜飲無度。害多利少。故蘇軾茶說云。除煩去膩。世故不可無茶。然暗中損人不少。空心飲茶。入鹽則直入腎經。且冷脾胃。乃引賊入室也。惟食後濃茶漱口。既去煩膩。而脾胃不知。且苦能堅齒。消蠹。深得飲茶之妙。李時珍云。人有嗜茶成癖。

時時咀嚼不止。久則血不華色。黃瘁痿弱。抱病不悔。尤可歎惋。按茶葉內含咖啡鹼。服之與奮神經。易成慣性。久飲則耗神損血。且成爲痿黃。蓋本品尙含有一種色素。被攝入血中。則皮膚卽現黃色也。

蘿蔔與養生

沈仲圭

蘿蔔亦名蘆菔。爲十字花科萊菔之根。形圓或橢圓。表皮甚厚。肉質潔白。有紅白二種。爲中人以下之滋養食品。考其功用。約有三端。

（一）化痰　素問陰陽應象大論謂。「秋傷於濕。冬生欬嗽」。考之病理。雖不盡然。但冬日之病痰飲、欬嗽者。確較春夏秋三時夥頤。而植物界之蘿蔔。亦至此肥碩。人多欬嗽之患。天生化痰之藥。造化待人。可謂至厚。且本品之化痰。不論外感內傷。皆可用之。而日華子同羊肉銀魚（圭按隨息居飲食譜作鰣魚）煑食。治癆瘦欬嗽之方。尤爲佳妙。獨怪近世醫士。祗知萊菔子消痰下氣。從不一用蘿蔔。實則根子二者。功用本相彷彿。而藥物治病。又不如食餌療養。事簡而功宏也。

（二）消食　蘿蔔之助消化。吾閱綱目引楊億談苑「江東居民言。種芋三十畝。計省米三十斛。種蘿菔三十畝。計益米三十斛」之言。確信其有裨於澱粉之消化。而爲胃弱者之下飯妙品。[illegible]

生八牋載蘿蔔粥。用不辣大蘿蔔。入鹽煮熟。切碎如豆。入粥將起。一滾而食。吾謂此與蘿蔔海蜇切細。加醬油、糖、醋拌食。一宜老人。一宜壯年。同爲「衞生的食品」。

(三)補益　本草云。「補不足」。「肥健人」。西醫亦認爲有滋養之效。惜富貴之家。日飫膏粱。靑菜蘿蔔。目爲粗糲。有經年不入口者。豈知營養成分之豐富。不與食物代價之高低成正比。如松江之鱸。西湖之蒓。號稱特產。但一有小毒。一妨消化。皆害多而利少。又如果類中之長生果。菜類中之菠稜。固至微至賤之物。但一則富於脂肪。一則含有鐵質及甲乙丙戊四種維他命。大有益於身體。吾勸世人對於營養。宜取葷素混食主義。不可偏於一面。又俗云。「一口蘿蔔三口血」言其傷血也。此乃瞽說。切勿輕信。

蘿蔔之效用

烈

蘿蔔爲十字花卉科植物。亦根菜類之一種。各處均有之。爲吾人日常最普通之蔬菜。考其効力。非僅在佐膳。而尤爲消食防治疾病之良劑。茲分爲消化作用。防禦作用。治療作用三項。略述如左。

一、消化作用

(一)有消化小粉質之功用　蘿蔔含有一種消化素。能化植物質中之小粉爲糖分。可助膵液營消化之功用。故吾人若食米麥芋百合等含小粉質最多之食品。則胃中唾液及膵液不能調潤。乃失其消化作用。而小粉質積滯於胃腸。將釀成食積之疾。若吾人患此症。以蘿蔔治之最宜。

(二)有消化各種肉類之功用　蘿蔔又有溶解動物肉類結締組織之作用。故有消化各種肉類之效能。遇有多食肉類而積食者。速服蘿蔔治之。

此二症之普通服法。可用蘿蔔數兩。切絲加白蜜煮食之。或用生蘿蔔打汁服一二杯。若食積腹痛者，用蘿蔔汁一杯與生薑汁半匙。置鍋上燉熱服之。日用二三次可也。

二、防禦作用

(一)有防疫之功用　取生蘿蔔切細。以食鹽拌浸之。約經二十分鐘　更入生麻油攪和。每餐食之。可以防止鼠疫瘟疫喉痧之傳染。

(二)為預防喉症妙藥　在霜降時。取蘿蔔葉置諸屋瓦上。任其飽受風霜。至立春節前取下。洗淨俟乾。則收而藏之。若遇任何種喉症。均可煎湯服之。或漱其口，立即見效。若切細而蒸熟。調以鹽。常為下飯之品。則可永免喉症之發生也。

三、治療作用

(一)為治療火毒之良劑　蘿蔔汁能解烟毒。煤毒。酒毒，火毒。并能化痰疏中滿。

(二)可治療痢疾　夏秋之間。恆多患痢疾。若治療不過。易致生命。用霜蘿蔔二三兩。煎汁服之。無論紅白痢及水瀉。無不效也。

(三)可治凍瘡　冬令吾人手足易患凍瘡。若破爛。則苦痛異常。宜搗蘿蔔汁搽擦之。或用大者一個。挖一洞。注入桐油兩許。置火上蒸熱。取其油搽擦之亦可。

由上觀之。蘿蔔之效用大矣。吾人平日若能多食。(無論生食或熟食)則對於衞生之功效。豈淺鮮哉。

蘿蔔之功用

張體元

今之號稱科學家者，輒曰萊菔能治消化不良。我國淺見者流。亦有漫不加察。而附和其說。曰萊菔能治消化不良。吁，是何異於蘇子之喻。盲者依不盲者之言。而以日爲燭爲盤耶。何不知深究。盲從他人。至於是極耶。

夫消化不良。乃脾虛胃弱之症。根本解決。虛者補之。弱者扶之。方爲正治。萊菔乃消化積食之品。凡食品之生者硬者及肥膩。皆足以礙胃。胃力不能化之。而以萊菔消化之。非萊菔能助胃力也。彼以萊菔治消化不良者。舉脾虛胃弱者而並治之。不將愈尅伐而愈虛弱乎。夫萊菔之治胃。與山查神麯等相若。試問山查神麯。果可補脾而扶胃乎。

須知脾虛者宜培補健運。胃虛者宜扶養通降。丹溪朮以運脾。枳以行胃。乃製枳朮丸。天士洞溪則宗古用四君子。香砂六君子。嚴氏異功散。胃氣滯遲。則有沉香理氣丸。胃中無火。則有溫中丸。附子理中丸。若胃力本不弱。而因多食生食以致傷食。乃用萊菔。或萊菔子等。以消導之。夫消化不良。乃胃力不能消化之義。實中醫所謂胃弱也。上述諸方。可擇而用焉。若不加深究。謬學時髦。而盲從號稱科學家之說。輒以萊菔治之。不亦增其弱耶。

夫我中醫。析理精微。治分虛實。實藥不入虛者之口。虛藥不沾實者之唇。有時易地而用之。則必君臣佐使以配之。方不致誤。然則萊菔之治胃。豈得不明辨之哉。

其他萊菔與青菓同煮。則為青龍白虎湯。可防喉痧。菔菜汁滴入鼻中。可治偏正頭痛。滴入喉中。可治黏痰食痰。在瓦上經霜者。可治赤白痢。是皆歷有效驗之古方也。

吃補藥不忌蘿蔔

沈熊璋

我們貴國人有一種傳說。「蘿蔔解補藥」。凡是吃補藥的人。同時就不該吃蘿蔔。這話的流傳很廣。上至智識階級。下至農夫村嫗。沒一人不知這傳說。也沒一人敢違反這傳說。其實蘿蔔解補藥。是錯誤的。翻徧中西醫書。只有「服何首烏，地黃，人參者忌食。」並無解一切補藥的證說話。

去年冬天。我曾經把蘿蔔略略研究一下。覺得有三種正確功效——化痰、消食、補益。爲平民之滋養食品。若在進補時期。天天吃些蘿蔔。以興奮消化作用。那末。補藥就容易吸收。不至膩滯不化了。所以吃補藥不但不忌蘿蔔。而且應吃蘿蔔。

酒之研究

沈仲圭

無論何種酒類。其主成分皆爲酒精(C^2H^6O)。內服其少量之稀薄液。能增體溫。助消化。振精神。若早斯夕斯。飲之不已。在自身易罹慢性胃炎、肝腸變硬、腦出血、神經痛。(酒客之鼻部。每作紅色。俗名酒糟鼻。此因該處微血管。日受酒之刺激而擴大。不能復原之故。)在後嗣多爲低能、白痴。諺云。「少飲有益。多飲則害。」語雖俚俗。實含至理。日醫系佐近曰。「吾人至二十五歲以上。意志已强。有抑情制慾之力。不致爲情慾而越一定之量也。凡達此年齡者。晚餐時。一日之事已畢。乃飲一杯以取樂。(約半合至二合)談笑一時間。遂陶然就眠。決不妨健康者也。請自舉一例。余性嗜酒。日必三飲。繼恐有害健康。且致廢時失事。遂自立限。僅於土曜日或劇務日之晚餐。傾日本酒一合半。彼時胸襟開豁。萬念都消。少焉遂寢。則鼾聲如雷。而得熟睡矣。因此亦能早起。」此與吾國孔子「惟酒無量不及亂」之言。若合符節。無量者。不明定限量也。亂者。酩酊無知也。飲不及亂。其量淺可知矣。余意酒之嗜好。關於天性。不能飲者。

固不必强飲。能飲者。避濃烈之酒。遵「不及亂」之戒。間或一飲。固無傷也。至酒在醫藥上之用途。虛脫者。用之以强心。(指白蘭地酒)失眠者用之以催眠。羸瘦者用之以致肥。(因酒精能減少體中脂肪之分解。肌肉瘦削之人。每日飯後。略進麥酒。有增加體重之效。)消化不良用之以健胃。(指百勿聖酒)貧血萎黃用之以補血。病後衰弱。用之以滋養。(均指葡萄酒)其效不能盡述焉。

酒精與肺病之關係

福保

法國某名醫。嘗研究肺病之起源。謂實與酒精有關係。彼嘗調查法國北部二十八州。其飲料多爲酒精。(如白蘭地及威士忌等酒)約住民十萬人中。患肺病者二百三十人。此外各地。多飲葡萄酒。以十萬人爲比例。患肺病者減其半。可知酒精實爲肺病之大敵。故凡患肺病者。宜多飲葡萄酒。絕不宜飲酒精以益其病。

食鹽與衛生

時逸人

食鹽一物。化學家名爲鹵綠。乃人生家庭日用所必需者也。故常人以爲作食物中調味之補助品而已。忽略而不重視。殊不知此物與人體生理病理治療等。均有極大之關係。與他種調味品不同。實有不可忽略之道在焉。爰特將管見。分爲右之三點述之。以供世之研究衛生者一談。

（食鹽與生理之關係）人體中之成分。據生理學家言。大別爲有機性無機性之二種。惟鹽類占無機性。合化物三分之一。考人體中之鹽類。其大部分。爲存於溶解。而食鹽分。則吸收於血中。緣血中所含金質强礬類。以食鹽爲最多。居其百分。六十至九十之間。故其味鹹。鹽在血中。有激動血輪之力。有助體質消長之功。其小部分。成爲固形體。而含於骨內。爲人體中貴要之成分。與他種成分。同於體內。新陳代謝。專由小便排泄。自榮養品中。攝取而補償之 吾國本草云。鹽氣味甘鹹寒無毒。鹹入腎。而堅筋骨。治骨病齒痛。又云。水生鹹。凝結成鹽。在人則血脈應之。鹽之氣味鹹腥。人之血亦鹹腥。故鹽入血，從其類也。由是推之。鹽之對於人體之生理。中外學說。皆不謀而相符合。

（食鹽與病理之關係）吾人每日於食物中。加少量之鹽服之。不但能調味。且能催動胃液之分泌。而助消化。兼能催進蛋質之吸收。緣胃之所以能消化者。在有胃液。胃液所以有消化力者。輕綠酸之功居其一。輕綠酸何以生。生於食鹽之故也。若人不食鹽。則身弱無精神。久之血液變質。發生瘰癧蛔蟲疥癬等症。如食鹽過多。輕則口渴。胃部灼熱而發痛。重則嘔吐下痢。牙肉腫出血。更服非常之劇量。則發痙攣死。故鹽不可不食。亦不可多食。證之吾國本草亦然。其說曰。鹹走血。血病毋多食鹹。多食。則血脈凝泣而變色。又曰。鹽能和臟腑。消宿食。令人壯健。

又多食。則傷腎損肺。觀以上之中外學說。如此。則鹽關係於人體病理也明矣。

(食鹽與治療之關係)食鹽對於治療上。應用頗廣。本經云。鹽主治胃腸結熱。喘逆。令人吐。西說謂其有改血行氣驅蟲。及補益去毒吐瀉之功。與吾國本草之說同。其主治方甚夥。今擇其中西簡要處方中。有會經實驗。能奏特效者。分爲內服外治二類。錄之於下。餘如鹽水射注法。治霍亂。糖尿。失血。神傷。眩暈等症。食鹽吸入法。治呼吸器類病。因非常人所能用者。姑付闕如。(甲)(內服方)(一)妊婦及常人。每日欲通大便一次者。空腹時。以開水一碗。投入鹽少許服之。(二)補益。食鹽能生輕綠酸助胃液消化之功用。每服二分至一錢。若服二錢以上。則爲下劑矣。(三)改血。每服三分至錢五。用以治瘰癧等症。(四)暴吐血。以食鹽五分。至一錢。和以開水冷飲之。(按常人有以童便服之卽止者。因尿中含有鹽質之故也。)(五)硝酸銀中毒。嚥下水蛭時。及誤服他種之毒。用食鹽三錢。至六七錢。服之。卽能下毒物。溶解毒素。(六)瘧疾。以鹽一兩至一兩五錢。分爲數服。趁病發過後服之。用榆皮煎水和之。免致嘔吐。(乙)(外治方)(一)脚淯臭穢。有毒者。用鹽一分。水十分。和勻洗之良。(二)手足扭傷。及跌打交節痛等。用沸水將鹽浸濡。至濡而不化時。用布蘸敷患處。(三)蛇咬。用刀刮去傷足毒。再用食鹽敷之。(四)咽喉頭。用食鹽一分。水十分。化勻以之嗽口。(五)以十分之一食鹽水。用水節射入直腸內。能殺直腸之線蟲。若鼻涕變臭。則射入鼻內。(六)鹽水沐浴方。溫水一桶。約加食鹽四兩。化勻浸洗。每三日用一次。能治身弱足軟。並治腺病。及子宮病。

右列內服外治二類之方。皆確有效驗。毫無疑義者。但我國出售之食鹽。往往雜有他物。及不潔之物在內。食之頗有礙於衛生。須擇其精品淨潔者。方可用之。

水之研究

沈仲圭

水之總說　水爲無色無味之液體。往昔多認爲一種元素。至十八世紀之末。有拉沃阿極氏出。經種種試驗。始發明由水素酸素而成。迄十九世紀初年。更有獮爾夏撒苦氏。苦心研究。遂確定其爲水素二分。酸素一分之化合物。千載疑團。一旦大白。拉獮二氏之功。爲不淺也。水在地球。佔全面積之四分之三。爲人類及一切動植物不可缺少之物。幾與日光空氣。同其重要。孟子曰。「人非水火不生活。」信哉斯言。凡物之性。熱漲冷縮。惟水則異是。遇熱化爲蒸汽而上騰。遇冷凝成固體而膨脹。其變態至夥。若雨、若雪、若雹、若雲、若霧、若霜、若露、若汽、等等。罔非由受空氣之變化而成。非別有諸物也。純粹之水。薄層無色。厚層則呈碧色。且不論四季。常保四至六之溫度。故欲知水之純潔與否。檢查其色味溫度可也。(檢驗氣味。宜熱而嗅之。)

水之種類　天然之水。有雨水、泉水、河水、井水、海水、鑛水、之別。數種之中。以雨水爲最佳。因雨爲受熱上騰之氣。遇冷而成。與醫藥學家所用之蒸溜水。初無二致。雖降下時。經過空氣。不無異質在內。然較諸他種之水。固遠勝之。泉水河水次之。井水又次之。蓋此等水中。均含有機物。與無機物。若城市之河。溝旁之井。其不潔尤甚。微生物亦最夥。若不經濾過之手續。直不堪飲用。海水、鑛水、含有固形物質。化學上謂之硬水。不能充作飲料。然無論何種之水。均宜煮沸。方可入口。以水中所含之微生物。一遇高度之溫。不能復保其生命。而一切雜質。亦悉沉澱水底。飲之自無危險。

水於人生之重要　人可數日不食。不能數時輟飲。蓋不食。體中積蓄之脂肪。暫可供給消耗。若無飲。縱有脂肪。無由分解。勢必營養停止。危險立見。故人生於世。空氣最要。水次之。食爲三。

水之清潔法　水之重要。既如上述。然飲混濁之水。無益有害。則清潔法尚矣。清潔之法。有蒸溜、沙濾、藥清、諸種。茲以次分述於后。

(甲)蒸溜法。此法須購蒸溜器一具。方可施行　所得之水。至爲純粹。久藏不腐。可供工藝醫藥等用。

(乙)沙濾法　此法及下法。最適用於家庭。以設備甚簡單也。取大號大桶一隻。底穿一孔。下承以缸。厚舖沙石三層。約厚半米突。至一米突。下層用如馬鈴薯大小之石。中層用如黃豆大小之礫。上層用如米粒之砂。水由此桶經過。凡浮遊物有機體等。均為砂石所阻。清澄徹底。可供飲用。惟經若干時間。應清潔其砂石（科發藥房。有百格飛砂濾缸出售。其心極細。一切微生物。不能通過。惜代價甚昂。購之不易。）

(丙)礬清法　凡不潔之水。可投入碎明礬而攪之。逾時汚物為礬所歛。而沉澱。其水自清。

飲水之益　飲水之益。有五。(一)水入於胃。能使胃之動作活潑。分泌液增多。稀釋食物。俾易消化。(二)能使臟腑、筋肉、組織、間之老廢物。及有害物。與水混和。排除體外。(三)血液不致太乾。循環倍覺暢旺。(四)凡病而無汗之人。飲水則能助津液而發汗。(五)人當精神不振。體力疲乏之際。飲水則能恢復。

水與茶之比較　世界各國民族之習慣。其飲料類以茶、或咖啡。未有以水者。不知茶之成分。為茶素、苦里夏登、揮發油、單甯等。單甯入胃。與蛋白質凝固。而礙消化。揮發油飲之過多。能起頭痛、眩暈、失眠、諸症。在精神不振。好夢方囘時用之。固足提神醒睡。若以之為日用品。豈所宜乎。

水於醫學之價值　(一)壯熱神昏之溫病。施以冷罨法。有解熱清神之效。（按本草從新云。傷寒陽毒熱盛昏迷者。以冰一塊。置膻中良。至古時醫師。用灌水法以治病者。殆難悉數。可見冷罨之法。並非倡自西人。吾國二千年前。已有人用之。惜市醫棄而不用。致使良法湮沒。深可惜也。)(二)瑞士某醫士。發明一種破天荒腦病治療法。云。凡神經衰弱。氣虛胆怯等。一切腦系病，用雪水煮茶飲之。可立起沉疴。(三)患夢遺之人。以冷水洗滌前陰。摩擦脊柱。有鎮靜神經之效，足佐藥物之不逮。(四)便祕症。用微溫水灌腸。(或加入蓖麻子油亦可。)爲老人虛弱者最安全之療法。(五)偶病感冒。不必服藥。以藥物雖足療疾。然同時發生之副作用。反於身體有害。最佳之法。莫如溫腿浴。取細長之木桶。入以攝氏四〇—四五度之溫水。置桶床上。令病者仰臥。伸腿其中。覆以厚衾。俟頭面全身涔涔汗出。取出木桶。拭乾兩足。復安睡時許。厥病霍然矣。(此法最佳。於夜臥時行之)。(六)衄血不止。用新汲水洗足。及冷水噀面。冷水浸紙貼額。以熨斗熨。

水與長壽　法國醫傅氏謂動物之壽命。爲該動物身體完全發育之六倍。或七倍。人類至十四歲而身體完成。故其壽命。大抵爲九十。或百歲。伍秩庸博士。謂人壽可至二百歲。則今世之人。大都未老先衰。未衰先死。人生七十。已稱古稀者。此其間蓋有故矣。雖七情六慾之戕。風寒暑濕之侵。在在足以促短人之壽命。要非主要之原因。主要之原因奈何。人體之毛細管。爲土質所窒塞耳。蓋食物中含有土質。土質入於人身。積於血內。致纖若珠網。密佈全體之毛細管。咸爲淤塞。則血不流行。肌膚乾縐。未登大年。遽爾物化。此理之易明也。使當少壯之時。能使土質永不增加。並徐徐減少之。雖人之身體。月更而歲屢易。而缺者補之。積者除之。(除身內之土質也。）謂不能壽至期頤者。吾不信也。考水之爲物。與土愛力甚濃。特普通之水。其中含有多量雜質。不能復與土質融化。今以純潔無渣之汽水。日日飲之。則身內土質。漸與融化。而日見其少矣。

水與胃病　胃弱之人。恆苦食不消化。若于食時。或食後。多飲熱水。膳後或假寐。或放步。俾血液集於胃部。専營消化。雖日久痼疾。行之數月。必奏奇效。又法。膳後用熱面巾熨其胃脐數次。能使胃酸、胆汁、增多。食物易於消化。此法爲拋善君發明。曾試驗六人。皆獲圓滿之效果。且施用一次。其功用可延長數時之久云。

水與便祕　余前患常習性便祕。服用瀉藥。其功用僅在暫時。且以後便結。更甚於前。乃知本病非下藥所能奏功也。因於臨臥時啜熱湯一盃。晨起飲冷沸水一盅。并按摩腹肌。遵行月餘。厥疾若失。蓋冷水與按摩。均能刺激腸胃。增進其蠕動故也。

水與失眠症　失眠之原因。大都係腦中停血。神經不靜所致。如臨睡以溫水濯足。導血下行。復屏除雜念（可用數息法。）滅燭登牀。則精神統一。不期睡而自睡矣。昔曾滌生氏。養生五事。而沐足居其一。則又不僅治病而已也。

水之養生法　清晨起身之後。即用冷水擦體。復以毛巾拭乾。（以皮膚紅潤爲度）是曰冷水摩擦法。功能鼓舞神經。增加皮膚之抵抗力。預防冒感。於夢遺、神經衰弱。神經性胃病（施於局部）

均有奇效。且為不能行冷水浴者。最佳之强身法

落花生之功用及食法

黃勞逸

藥性考。「生研用下痰。炒熱用開胃醒脾滑腸。乾啖者宜發。滋燥清火」。按熱食當較生用為妥。下痰即祛痰（俗稱化痰）之謂。生用有祛痰之功。熱用何獨不然。惟炒之太過。能令所含之脂肪。有多少之揮發。故效遜於生。痰者。氣管、氣管支、或肺胞因受刺激所生之過量分泌液。凡冷熱空氣與細菌等能侵犯肺臟而引起肺臟之反應者。均謂刺激肺臟。體力之抵抗强。冷熱空氣與細菌等。不易侵犯。則刺激少而無過量分泌液之產生。故肺臟之生痰。不論其原因若何。總不外乎由外物刺激而起之反應。欲免除外物之刺激。捨增加體力之抵抗外。別無良法。飲食營養。為增加體力之唯一妙法。而人類營養品中。尤以脂肪為最要。蓋脂肪在肝中。可變為葡萄糖。助體內之燃燒。使血液之運輸氤素與排除炭酸及細胞之新陳代謝增加。以促進身體之康健。身體既健。肺臟亦隨之而强。外物不易侵犯。則過分之分泌液。自無由產生。故食花生以祛痰。實為營養療法之一。炒後能使花生所含之揮發油及脂肪。有多少之放散。故食之能促進胃腑之分泌。以增進消化。滑腸者。大便稀薄而常排泄之意也。油類果有潤腸之功。但花生所含之油脂。能游離者甚鮮。故食大量炒花生而致滑腸者。非因其所含油脂之潤腸。實由於不易消化而起之下痢耳。乾

嗽者。肺病之一種症狀。尤爲肺結核初期之特證。花生脂肪中。含甲生活素甚豐。此素能促進動物體之生長。與脂肪之新陳代謝。有密切關係。缺乏甲生活素時。對於一切病之抵抗力。俱見薄弱。近年來歐美日本。先後由動植物油提出甲生活素。加以製造。用爲結核患者之有力營養劑。今以含有多量甲生活素之花生佐餐。以治乾嗽。爲日稍久。偉効自見。矧花生又含多量之乙生活素與蛋白。其滋補之效。不亞於舶來品之單純甲生活素製劑乎。德人培兒此博士。嘗以常啖花生。治愈不能服魚肝油之肺結核之女子。由是更可證明本品對於人體營養力之偉大矣。本草綱目拾遺云。「治反胃三陰瘧」。按反胃由幽門生癌。食物不易通過。乃起逆行性之嘔吐。在攝生方面。宜避忌刺激性及固形食物。本品質頗堅硬。不易通過幽門。自在禁食之例。三陰瘧卽三日瘧。其病原體爲胞子虫。因須三日方能長大成虫。故發瘧期亦間歇三日。根治之藥。爲雞納與砒劑。花生無殺滅原虫之力。安能有效。

食法分數種。

1. 煑食。
2. 砂炒。
3. 去殼油炸。
4. 去殼鹽炒。

5. 去殼膜。塗以砂糖、或可可、麵粉（按卽市售之魚皮花生。係以麵粉砂糖調成漿。塗於花生肉上。置沸油中煠之而成。）等爲衣。

6. 取肉去心。磨作醬。

7. 以花生爲原料。照製豆腐法。作成豆腐。

8. 以本品黃豆胡桃三物。適量配合。照製豆漿法。製成豆漿。名人造乳。惟製造時。須先將花生胡桃浸透去衣。然後磨汁。用器尤須潔淨。切忌鹽、糖、油質沾染。因乳汁遇之。則凝固其所含之蛋白質也。

（按）本草云。「不可與黃瓜同食」。但吾友沈君嘯谷嘗親試之而無害。並見其鄉兒童。同食二物。皆不發病。足證斯言之無據。惟與易分解氧之物質。不可同置一處。因本品所含甲生活素。易與氧起作用。故去殼除衣之花生。宜保藏於密閉之瓶中。勿使與空氣接觸。若加熱過久。則甲生活素亦被破壞。又遇紫外線稍久。卽失其效能。故對於久熱與紫外綫。均宜迴避。本品含纖維較普通食品爲多。消化視米麥困難。凡消化不良及一切胃腸病患者。均宜少用爲是。

本品之莢。頗耐久藏。故花生四時咸有。而歲尾年頭。尤爲供客常品。惜世人僅讚其香美可口。不知其營養成分中之脂肪蛋白。遠勝於牛乳鷄卵。夫牛乳鷄卵。非舉世共認爲營養價最高之食補品乎。則花生之滋養價𧇊可想見。吾人胃臟苟無疾患。而有相當之健全者。以此佐膳。無異肉類。（六十粒長生果。足抵牛肉一斤）。吾嘗譽花生爲平民之補劑。誠非過甚其詞也。

薏苡仁之滋養力

許尒士錄申報

薏苡仁屬禾本科。爲古來藥用植物之一。有消化及理濕之功，以治脚氣病。厥有特效。自分析化學發明後。乃知薏苡仁一物。不僅具有療病功能。且富有滋養力。誠至有價値之食料也。玆將其成分與白米比較如左。

在風間狀態百分中薏苡仁之蛋白質爲一七•五八。白米爲七•七二。薏苡仁之脂肪爲七•一五。白米爲〇•七七。薏苡仁之炭水化物爲六二•四一。白米爲七六•七九。

觀此可知薏苡仁所含之蛋白質及脂肪均較白米爲多。惟炭水化物則稍遜耳。世人莫不知白米爲富於滋養力之食料。而薏苡仁之滋養力。實有過無不及。以其所含之石灰質及燐質亦富。石灰質爲構造吾人骨骼之原料。燐質足以滋補衰弱之腦系也。然則薏苡仁之滋養力。不亦大乎。

柿子在醫藥上之功效

陳存仁

柿樹高大。葉圓而光澤。四月間開小花。花黃白色。結果青綠色。八九月乃熟。生柿貯器中。裹以絮。或藏石灰中。自然紅熟。名曰烘柿。用大柿去皮捻扁。日晒夜露。至乾納甕中。待生白霜名曰白柿。俗名柿餅。火薰乾者謂之烏柿。皆堪治病。

(一)　鮮柿

鮮柿甘寒。養肺胃之陰。種類甚多。有大如楪。八稜而稍扁者。有大小如拳者。有如鷄子鴨子大小者。有如牛心鹿心狀者。皆以無核或核少而熟透不澀者良。凡火爆津枯之體。食之最宜。

鮮柿色殷朱可愛。味尤甘。人多嗜之。而以婦人小兒爲尤甚。價値之廉。與梨較。相差數倍。價廉物美。洵佳果也。然多食之。足以致病。凡中氣虛寒。痰溼內盛。外感風寒。胸腹痞悶。產後病後。瀉痢瘧疝痧痘後皆忌之。俗謂男子多食鮮柿。可以冷精，女子多食鮮柿。可以不孕。未免過甚其辭。緣柿之色美味甜。易啓人慾。誠恐不知節制。多食傷身。冷精不孕之說。乃爲貪食者言之耳。非眞有其事也

柿與螃蟹均爲寒性之物。不宜同食。食之則腹痛吐瀉。急以生附子一錢。肉桂七分。木香一錢。蘇葉二錢。甘草一錢。煎湯灌服。遲恐不救。

(二)乾柿

乾柿。健脾補胃。潤肺澀腸。止血充飢。殺疳療痔。治反胃。已腸風。蓋柿乃脾肺血分之果。

。味甘而氣平。性濇而能收。故有以上諸功用。有劉某者病臟毒下血凡半月。百計投藥。迄無一效。嗣得一方。只以乾柿燒灰飲服二錢。遂愈。有人三世死於反胃。至孫。亦病反胃。得一方。用乾柿餅同乾飯日日食之。絕不用水飲。如法服之。其病遂愈。蓋柿之效用有如此者。不論老幼咸宜。洵可謂果中聖品。

痰嗽帶血　大柿餅飯上蒸熟。每用一枚批開。摻眞青黛一錢。臥時食之。薄荷湯下。

熱痢血淋　柿餅燈心等分煎湯。日日飲之。

脾胃虛弱　用柿餅三斤。酥一斤。蜜半斤。以酥蜜煎勻。下柿。煮十餘沸。用器貯之。每日空腹食三五枚。

產後嗽逆氣亂心煩　柿餅切碎。煮汁飲。

柿蒂。治欬逆噎噦。氣衝不降之證甚良。取其苦溫能下氣也。濟生方柿蒂散治欬逆胸滿。用柿蒂丁香各二錢。生薑五斤。水煎服。此方余嘗試用。甚效。如病體虛弱。可加人參一二錢。亦建功績。

蔬菓之研究

沈仲圭

昔托爾斯泰嘗指其手植之菜圃。謂其友曰。「此我之藥籠也。其中各藥俱全。人病所需。無待外求。」美國某學者云。「專食蘋果。足以養身。」二氏之言。雖覺偏陂。然縱目植物界之形形色色。實不少養生療病之物。如山查之止腹瀉。飯灰之消食積。大蒜之治肺病。胡桃之治白喉。黃柿之於痔血。生姜之於嘔吐。或流傳於民間。或記載於方書。要皆用之有效。足匡藥物之不逮。爰本此旨。將有益蔬果。分敍于后。庶乎輕淺小恙。可以食餌自療。病中飲食。不致妄食所忌。是則對於病家。或有些微之裨益也。

（一）香蕉

香蕉一名甘蕉。爲多年生植物。產亞洲熱帶各地。吾國嶺南。有大規模之蕉園。專植此物。其果約分三種。一曰香芽蕉。形瘦若彎弓。皮黃肉白而細膩。入口香甘者爲上品。一曰香蕉。形瘦長而不彎。肉之細膩。味之香甘。略遜香芽蕉者爲中品。一曰大蕉。形肥身矮。皮黃肉粗。水分較多。味甘而氣微臭者爲下品。然在醫藥上之功能。香芽蕉與香蕉。不過潤燥生津。大蕉則能緩通大便。正如茶葉飲用以嫩芽爲貴。而治病反須老葉大瓣也。包蘅村曰。「咸豐十一年。及同治二年。先父行醫香港。是時港埠未闢。居民猶鮮。風俗強悍。不受法律。且好食禾虫。以故下流社會之人。每患疔毒。一患疔毒。又不肯忌葷。故走黃之症獨多。先父每以芭蕉根搗汁。令冷飲之。雖偏體走黃者。無不愈。且愈期輒在十二小時以內。（節錄南京醫學報第五期）觀此。香蕉之用。其果遠不及根。又如桃不入藥。而核仁能破瘀血。花瓣可通便祕也。

（二）西瓜

西瓜爲夏日常食之水果。有「天生白虎湯」之號。白虎湯以石膏。知母爲主藥。治壯熱。煩、渴。西瓜亦有此功。故熱病榨汁飲之。收效良確。此物又爲腎臟病之食餌療法。以其能利小便也。與西山衞生歌云。「瓜桃生冷宜少餐。免致秋來成瘧痢。」查瘧疾之病原微生物爲胞子虫。痢疾爲阿米巴原虫及志賀氏菌。一以瘧蚊爲媒介。一以不良之飲食物爲郵傳。故食不潔之瓜果，有釀成赤痢之可能。瘧則無關也。回憶童年。每當炎夏。先君取預浸井水中之西瓜。剖給家人。瓜汁下咽。涼透心脾。余不嗜此。殊覺淡而乏味。黃履素云。「人皆指西瓜能解暑。生冷中不甚忌之。殊不知暑中奔走後。覺胸中熱氣塡塞。浸冷食之。信可辟暑。若晏坐高堂。日以爲常供。則有損脾胃。」是言洞中肯綮。爲嗜瓜者之良箴。

（三）蓮實

功能厚腸胃。固精氣。久痢用猪肚一枚。洗淨。實以蓮肉。煮爛食之。遺精用白茯苓。蓮肉（不宜去心）等分爲末。白湯調服。遵生八牋有蓮子粥。用蓮肉一兩。去皮。（並宜去心）煮爛細搗。入糯米三合。煮粥食之。益精氣。强智力。聰耳目。蓋老人虛體服食之上品也。鮮蓮煮羹。味尤甘香養津。

（四）藕

此物內含單甯酸。有收斂毛細血管之力。主治吐．衄．淋．痢。清醫王孟英謂「諸失血症。但日熬濃藕湯飲之。久久自愈。不服他藥可也」。聖濟總錄云。「藕汁一鍾。生姜汁半鍾和勻服。治霍亂煩渴。」蓋二物合用。能止吐利耳。藕粉有保護胃腸粘膜之功。尤為霍亂差後之調理良品。時醫治欬血、吐血、多用藕節。其言本諸綱目。然節之止血。亦由單甯。用乾枯之節。不如用新鮮之汁。取精而用宏也。

(五)桂元

桂元一名龍眼。性甘平。為補血藥。本品三兩。西洋參三錢。冰糖三錢。熬成流膏。婦人新產，血液虧損。持續服之。力勝參耆。折肱漫錄云。聞華亭陸平泉宗伯。年幾及百。平日常食龍眼不輟口。」觀此。益信時珍「食品以荔枝為貴。資益則龍眼為良」二語。為不虛也。其核研末。敷刀傷流血。本品配當歸浸酒飲之。能養血調經。

(六)南瓜

南瓜種類不一。優劣以分。夏月成熟者。形扁圓。杭人呼為毒瓜。性助濕熱。晚秋成熟者。形長圓。人呼為枕頭瓜。功能補中益氣。取生者搗汁。或切厚片嚼食。為戒烟絕癮妙方。重慶堂隨筆云。「昔在閩中。聞有素火腿者。云食之能滋津益血。初以為即處州之筍片耳。何補之有。蓋吾處筍片亦名素火腿者。言其味之美也。及索閱之。乃大南瓜一枚。蒸之。切開成片。儼與南腿無異。而味尤鮮美。疑其溼氣。不敢多食。然食後反覺易餒。少頃。又盡啖之。其開胃健脾如此。因卽叩其法。乃於九十月間。收極大南瓜。須極老經霜者。摘下、就蒂開一竅。去瓤及子。以極好醬油。灌入令滿。將原蒂蓋上。封好。以草繩懸避雨戶簷下。次年四五月取下蒸食。」圭按功德林素食館。亦有名素火腿者。色黑而質堅。似爲千張所製。與此相較。一礙消化。一能補益。其營養之價值。不可同日而語矣。粉食中有所謂南瓜餅者。乃本品和糯米粉白糖製成之一種扁圓形之粉餌也。色作嫩黃。味甚可口。晨起代點。勝於他物。

（七）冬瓜

冬瓜不但爲夏日佳餚。幷治諸病。香祖筆記載。一人患淋。百藥罔效。嗣得一方。用冬瓜淡煮。儘量飮。數次遂愈。折肱漫錄云。經霜冬瓜皮同皮硝煎湯。洗痔極效。（圭按時珍方。僅用冬瓜一味煎洗。）如無冬瓜。以白萊菔代之。此余所親試而效者。聖濟總錄有冬瓜白瓤。水煮汁。淡飮之。治水腫煩渴尿少之方。蓋利小便。消熱毒。本品獨具特長也，他如切片摩身。可消汗疹。榨汁洗面。能美容顏。去皮切塊。和蘭薰（南腿）煮食。其味鮮美無比。杭人以爲夏月主饌。

（八）山查

本品不但消食。且能化瘀。治產後惡露積於子宮。疼痛難忍。若煅之爲炭。研成細末。療胃出血尤效。因粉末入胃。密護胃膜。能使破裂之血管凝結。血卽止而不流。且此物性本化瘀。雖初病用之。亦無流弊。至胃出血之症狀。爲血色紫暗。血量甚多。血中含有食物成分。且有胃病或肝病之既往症。

生薑大棗之妙用

前人

生姜爲蘘荷科多年生草本之塊根。隨地皆有。味辛甘而氣芳香。刺激力甚强。着於皮膚。起焮灼及發疱。故爲皮膚刺激劑。治黃疸。凍瘡。毒蟲刺傷諸病。着於胃黏膜。立呈充血。使運動及分泌機能亢進。故爲辛辣性健胃藥。用於消化不良。與半夏茯苓用同。爲鎭嘔良藥。

生姜治痢。祗限初期。至腸壁成潰瘍時。卽不宜用。因刺激太甚。徒增病人腹痛耳。

金匱有當歸生姜羊肉湯。治產後復中疞痛。及寒疝腹痛。虛勞不足。蓋三藥合用。有止痛補虛開胃之效也。愚意去當歸。用爲病后調理。虛人服食之滋養品。亦良。

俗云「上床蘿蔔下牀姜。」此言信然。蓋姜能催進食慾。蘿蔔有消化澱粉。滋養血液之功。常啖二物。確有益也。

大棗一名紅棗。內服治便祕咳嗽。外用治凍瘡皸裂。其營養價值甚高。本草謂能補心脾。西醫用作强壯。白朮四兩。鷄內金二兩。研末焙熟。干姜三片。研末。以熟棗肉半斤。搗爛。和上三藥。作成小餅。炭火炙乾。即醫學衷中參西錄之益脾餅。飢時食之。不但補養。並有開胃止瀉之效。脾虛久瀉。完穀不化。服此最宜。若與小兒作點心。亦賢於市售之八珍糕也。

同憶少年時代。極嗜甜味。家母常手製桃棗圓餉余。製法。紅棗三分。胡桃二分。先將胡桃搗爛。入棗再杵爲圓。仍如胡桃大。當時未解醫理，僅讚歎其甘美可口而已。今考二物皆滋養強壯藥。本草且稱「食胡桃令人肥健。潤肌膚。黑鬚髮。」其皮澁可止欬。（和漢藥物學云。胡桃之主成分爲脂肪油。此外含有胚乳、糖分、單甯等。本草載「洪輯幼子病痰喘。夢觀音令服人參胡桃湯。服之而愈。明日剝去皮。喘復作。仍連皮用。信宿而瘳。蓋皮能斂肺也。」由此推想。頗疑本品所含之單甯酸。或多在皮中也。其油滑可通腸。（大棗亦治便祕）是則此桃棗圓者不但爲滋養之藥用食物。亦簡效之家用良方。編食譜者。盍採入之。

上文所述之桃棗圓。不僅治欬嗽便祕。且可作絛蟲驅除藥。因胡桃仁中之脂肪油。有通便殺蟲之作用也。

三伏日。取大棗。以生姜自然汁拌之。曬乾。更拌更曬。三次爲度。收密器中。名姜汁棗。（服時須經蒸煮）祛痰開胃。並擅勝場。可作風邪咳嗽之便藥。小兒老人之遊食。

本品八兩。合紅蓮子四兩。梨二枚。煉白蜜一兩。以枇杷葉五十斤。煎湯代水煮果。即王孟英杜癆方。治骨蒸癆熱。羸弱神疲。腰痠脊痛。四肢軟痿。咳逆嗽痰。一切陰虛火動之症。其中大棗。亦以滋養祛痰爲目的。本方除蓮子。用作熱性病後便閉。常習性便祕之食餌療法。亦頗佳妙。

曩時習醫。見名醫處方。每用大棗。不過三枚。心竊非之。以爲棗乃吾人常食之乾果。一噉十餘。習以爲恆。區區三枚。焉能已疾。今統計仲景方大棗之用量。以十二枚爲常。益信予昔日之懷疑。爲不虛矣。

芡實補腎之討論

前人

芡實生於水澤。形類雞頭。外被青刺。剖之。內有斑駁軟肉。累累如珠璣。去殼。則潔白若魚目。其功用(一)益腎固精。(二)補中開胃。醫家治療遺精。每多用此。如藥肆出售之水陸二仙丹。金鎖固精丸。方中皆有芡實。惟本品之治遺精。宜於久病體虛。若夢遺之症。則以丹溪大補陰丸之清相火滋腎陰者爲佳。友人羅錦澄告余。曩時肄業高中。得夢遺疾。少則七日一次。多則三日一次。嗣服大補陰丸。八閱月而全愈。遵生八牋芡實粥方。用芡實去殼三合。新者研成膏。陳者磨作粉。和粳米三合煮粥。云食之益精强智。聰耳明目。余謂以芡實蓮實各一合半。加粳米糯米各一合半。煑成稠粥。不但益人。治久遺。久瀉均佳。

葡萄與蘋果

高思潛

葡萄本生於中亞細亞一帶。漢書言張騫使西域還。始得此種。而神農本經。葡萄列於上品。似中國已早有此物。李時珍曰。漢前隴西舊有。但未入關耳。其說恐屬附會。未可深信。前乎漢書者。如司馬遷之史記。亦云。大宛以葡萄釀酒，張騫使西域。得其種還。中國始有。足見葡萄乃外來之物。非中國舊有。而本經云云者。蓋本經後出故也。此物汁甜。西域多用以釀酒。本經亦言可作酒。此明明受西域之影響也。說者謂本經出於後漢。此殆其鐵證矣。

凡果皆能幇助消化。蘋果之功尤顯。蓋蘋果不獨消食於平時。即因食而起炎症之時。亦足以治之。故凡有食積者。取蘋果時時啖之。病未有不愈者也。

蘋果一名林檎。爲熱帶植物。近見和州志物産志中。有林檎一物。蓋移植者耳。非特産也。

蔬菜於醫藥上之效能

佚名

吾人常食蔬菜。非特可使長體强健。血液增加。且有治各種病症之效。蓋各種蔬菜。均具有醫藥上之效能。世人苟能明其性而用之。其益勝飲藥石多矣。茲舉普通數種蔬菜。述其藥性之大要於次。文之工拙不計也。

(一)葱類　葱類可爲豫防熱病之食物。效大者並能殺菌。食之可使體中血液純良。故患肺病者。不妨常食。以之生食。有極良之效果。其他止痢助消化治感冒增進記憶力等。效果甚多。用作常食品。則於人身康健上有無窮之益。

(二)白菜　食之有益腸胃。性且而溫。又有解酒醉之効。

(三)菠菜　菠菜甚宜于消化。與一般蔬菜類同有健胃補血之益。治腎臟病貧血症等。效亦大。有便祕症者。食之卽愈。

(四)萵苣　萵苣生食。可增進食慾。有清潔血液之效。又能鎭靜神經過敏。治不眠症。並有利尿之效。

(五)芥菜　爲香辛類之食品。其藥用價值。大抵記載於藥書。其種子研成芥粉。更練爲芥子泥。展布於皮膚。可爲退紅腫等用。依此方法。亦可治人事不省虛脫昏睡等症。又由種子製成之芥子油。可代芥子泥之用。芥子油之製法。搗碎芥子。加水放置。更加水蒸餾。卽得。

(六)西瓜　其汁液可解渴。爲淸涼劑。有利便之效。尤著者。將此果實之汁液煎之。製成一種砂糖。稱西瓜糖。最有效於利尿。

(七)蕃茄　此於不眠症有特效。又治肝臟病亦有偉效。又治肝臟麻痺而更可助脂肪之消化。凡在夏日。胃之消化作用不良時。於食後進此一二。則無感胃弱等病矣。但不善食者。稍覺難於進口耳。然既成習慣。於夏季中每日啖此數顆。實有無上之裨益也。

(八)薑　爲日常所用之香辛料。可作健胃劑發汗劑。

(九)藕　爲婦人生產後之食物。治血悶口乾腹痛等。其葉燒黑。浸水。嚼之口中。可治口熱熱齒痛。其花乾燥。濡以唾液。貼於腫處。有吸收膿汚之效。又葉柄花梗之普通藥。有解中蟹毒之特效。

(十)慈姑　與蓮根同爲生產後之食物。但姙婦不能食。自昔已有此說。

(十一)韮菜　有健胃補腎除熱下氣之效。又爲益陽止瀉之良劑。

(十二)萊菔　取萊菔子研而食之。最適於治消化器不良及胃加答兒（Katarrh）此蓋萊菔中含有糖化素（Diastase）之故。此糖化素爲澱粉有效之消化藥。已盡人皆知。又研碎其子。混於水飴。（甜果汁）而食之。可治咳嗽及喘息。又對於解蕎麥豆腐魚餅酒等之中毒。極有效力。

(十三)冬瓜　其子有治雀斑之效。法將種子粉碎。加桃花。以蜜練之。塗面部。則雀斑不久即退。若中蟹毒。用其種子煎服即愈。其他爲可止渴利尿等藥。

(十四)胡瓜　取未熟果實。搾汁。入瓶貯藏之。可治火傷。又有清血液利尿及治汗瘡等之特效。

(十五)胡蘿蔔　根部富滋養分。得治發狂及腸胃之病。搾汁貯久者。可治肺病。

（十六）蒜　能去寒溼。腹痛時食之則治。狗嚙則搾汁塗之。此種丁幾劑。（則蒜之酒精溶液）在霍亂病為極有效之物。又下痢之時。以之與甜果汁相混。服下即止。夏季傳染病流行時。其需要尤多。

（十七）芹　為健胃蔬菜。需要最多。感風邪者。服之有解熱之效。

青腐乳有益於衛生

董志仁

青腐乳一物。俗稱臭腐乳。為勞動界之佐食品。亦即衛生家之厭惡物。但考其製成之原料。倘非不合於衛生者。不佞自幼嗜此。在校時與師友嘗作食青乳腐有益與否之討論。同情者竟不乏其人。迄今馬齒既增。食青腐乳之經驗。愈覺長進。認為此物。似無毒質。常人食之。有健胃消食之功。病後食之。為養身增餐之助。不佞作此考證。讀者諸君。其將疑為嗜痂成癖之腐化分子乎。

考吾杭市上所售之青腐乳。類皆製自紹興。其製法將荳腐切塊晒乾。青鹽食礬同入罈內。密封年餘。使起發酵作用。而腐而酥。始可啓封為食料。查食品化藥研究云。荳腐為黃大荳所製成。內含脂肪蛋白。無機鹽類等質。富於滋養性。為素食衛生之良品。食鹽有殺菌防腐之功。健胃消化之力。青礬即綠礬。一名酸鐵。為收斂性鐵劑之一。外用能消毒。內服能補血。本草綱目更以能治各種疾病。故隨息居飲食譜云。靑腐乳能治疳積膨脹。萎黃等病。功能消積補血。自屬有理可據。經驗之論也。

然食之而嫌其氣味臭惡。或覺胸悶嘔吐者。亦屬常見之事。此則似因不知另加調味之故耳。倘能加以淸香之蔴油。臭氣自可大殺。且因此而可調劑其中收斂性之硫酸鐵的便祕作用。最妙再加少量之米醋。以增益胃酸。（按其人素多胃酸。可以不必加。）輔助消化。則氣脹嘔吐自不發生。以視用紅腐乳與油榨檜等之用於輔佐晨餐者。其利弊不可同日而語。食物之衞生。固不可以皮相也。

或曰。靑腐乳中常有小蟲。此小蟲非腐乳之臭腐而發生者乎。食之當不可疑。不知各種食物。除與空氣隔絕。或用化學藥品保護。或食物自身能強有力之殺菌防腐外。難免么麽小體之侵入。故多數之食物。必經蒸煮而食。蓋卽殺滅微生物之一法也。臭腐乳之原料。本有防腐殺菌之功。惟起壜後。環境不潔。在夏秋時蠅類間或光顧。微生物於以滋生。則食之難免有害。此非腐乳之罪也。（譬如淸潔之西洋大菜。倘經蠅類附着。能保無礙於衞生乎。）雖然。若因病忌此。或多食此物而傷胃。卽使無微生物之作祟。亦能致病。此則更非靑腐乳之罪矣。

有益肺癆養生之食品

楊志一

夫肺癆療養之術多矣。養生方面如休養。空氣。日光。食養。等是。藥療方面。如白芨。芥菜滷。瓊玉膏。魚肝油。等是。此余於虛癆叢書中。已詳言之矣。查所謂食養者。首推鷄蛋牛乳之類。以其富於滋養料也。然植物性食品有益於肺病養生者。亦復不少。爰選錄數種如下。

(一)百合湯　考本草云百合性味甘平。功能潤肺清熱。而止咳止血之功尤捷。病肺者每日煮湯服之。則肺虛可補。肺火可清。咳血可止。非僅清熱解渴已也。

(二)苡仁湯　按生苡仁之功用。非僅利濕。且富有滋養力。病肺者。每日取陳年苡仁。煎湯服之。療肺止咳。厥功甚偉。即未病者服之。亦能杜防癆疾也。

(三)鮮藕汁　大凡肺癆咯血或痰紅。皆為肺損之現象。止血之方。如冷鹽湯。童便。生地汁。十灰丸。不一而足。而夏令應時之鮮藕。功效尤著。考本草云。藕性甘涼。止血散瘀。病而有。每日取鮮藕搗汁一盅。燉溫服之。良效。

(四)豆腐漿　按豆漿富蛋白質。其養肺之功。實與牛乳相埒。病肺者每日清晨服豆漿（須取淡者）一盌。如咳甚者。和入枇杷葉露三錢。如肺癰者。和入陳芥菜露二錢。均宜溫服。

第二章　動物性食物

哈士蟆之功用

曹炳章

考哈士蟆如蝦蟆。兩足長。南中似爲補品。已遍銷各行省。或謂產於海。非也。考之古今醫藥諸書皆未載。閱近人北遊筆記。倘有誌其產地形狀者。語多確實。惜未詳其效用。如清稗類鈔云。哈士蟆生鴨綠江淺水處之石子下。上半似蟹。下半似蝦。長二三寸。鮮美可食。人以之爲滋養品。昔皇帝祭太廟。必用此物。曼陀羅閒話云。奉省山中產哈士蟆。似蝦蟆而小。其色綠。作金光。腹淡紅。以生太子河畔者爲佳。蓋別是蝦蟆中之一種。居常在澗邊石罅口。不在水也。取其腹內之脂肪爲菜品。其味清鮮而不膩。其質精白而無滓。洵佳餚也。採食之時。在三四月間。過時則脂不足。成肉塊耳。然亦有贋者。贋者肉粗而不滑。味淡而不腴爲異云。又魏聲和雞林舊聞錄云。哈士蟆產吉林東南。長白山谿谷中。遍體光滑。尻無竅。並不辨其雌雄。土人云。雄者値山中新雨後。腹生涎沫。雌雄常黏合。雖刀劈之不解。即其交尾時也。飲而不食。無排泄器。寒霜幾降。輒膨脹而死。剖之。滿儲黑紛。如石灰之屑。惟兩肋各具肥膏瑩白脂肪質一二枚。烹食味鮮美。或謂此物飲參露水而生。故其所在處。皆產參耳。綜考前說。此物產於北方寒帶。常飲參苗上露水。不食別物。生長於春夏。當參苗繁盛之時。至秋末空氣寒冷。露結為霜。參苗經霜凋枯。而此物亦不飲。由膨脹而蟄，蓋露為天空清氣凝降所化。參乃地脈英靈而生。此物能吸飲二精而生長。不受肅殺寒冷之陰氣。謂其得陽氣之全可知。即所謂體陰用陽是也。且飲而不食。尻無竅而不排泄。其水飲仍從陽竅化氣而出。可知其性質溫平無毒。氣腥味微鹹。色白。久食不烊。故能堅益腎陽化精添髓澤潤肺臟。增長脂肪。為脾腎虛寒。氣不化精之要藥。若肝腎陰枯涸。潮熱煩躁。乾咳咯血。盜汗不寐。大便溏泄。總總腎虧不能涵肝。肝陽無制。化火上擾。此即所謂壯火食氣之症。及脾胃不健消化力衰微者。皆宜少食。此物雖古書無考。就其產地之天氣。生長之時期。好惡之性質。參以服食後試驗之成績。以一得之見。說明其效用。是乎否乎。以質諸當世醫藥名公指正之。

牛乳與牛肉汁之比較

仲圭

凡動物性食物。雖富蛋白質及脂肪。但多缺乏含水炭素。植物性食物。則多含水炭素。而缺少脂肪及蛋白質。故於一種食物中。兼含此蛋白質。脂肪。含水炭素。三種營養素。而又適量不過鉅差者。隔察動植物界。舍牛乳外。實不多覯。又維他命為吾人生活之要素。苟有不足。疾病隨之而起。但含五種維他命於一物者。厥惟牛乳。其他食物。或有或無。卽有亦不過一種或數種耳。故牛乳實爲寶貴之食品。有力之家。可長飲之。其有不能飲牛乳之特異質者。可和於茶。咖啡、可可、中呷之。或以之烹園蔬。或以之製糕餅。均無不可。惟牛乳以新鮮爲貴。榨取后歷時稍久。卽易孳生細菌。而起腐敗。蓋牛乳對於細菌之發育。最爲適宜故耳。又乳牛大抵患結核病。其乳中難保無結核菌存在。此種牛乳。苟給兒童飲之。每有傳染腸結核之可能。故牛乳如不煮沸。頗覺危險。

牛肉爲獸肉之王。蛋白質占百分之二十以上。並含有ABDE四種維他命。燐、鉀、鈉、鈣、鎂、鐵。諸無機鹽。吾國本草。稱其「安中補脾。益氣止渴」。蓋動物性食品中之滋養上品也。惟消化稍難。乃其美中不足。若與其他肉類。混合製成肉汁。則於病后產后。老人虛人之氣血衰弱。當進補養者。以此血肉有情。徐徐調養。誠極適應之食餌療法也。

羊肉粥與平民補品

沈仲圭

本草云。「羊肉補虛勞。益氣血」。李東垣曰。「人蔘補氣。羊肉補形」。張仲景治虛勞。有當歸羊肉湯。用羊肉當歸爲主。益以補氣之蔘耆。健胃之生姜。而收止汗除熱之全功。（虛勞之症狀。爲產後發熱。自汗體痛。）可見羊肉一物。在漢代已目爲婦科要藥矣。予往歲在學宣工。見市處小食肆中有羊肉粥出售。偶食之。價廉而味美。因歎曰。此平民冬日之食補妙品也。體弱之人。日進一甌。不稍間斷。開胃健力。得益非淺。

(按)羊肉甘熱。補氣血。壯陽道。凡下元虛寒。小便不禁。及精薄陽痿者宜服。

體瘦畏寒可食鰻鱉

沈熊璋

身體瘦削者。一交嚴冬。往往袖手胸前。縮頸頷內。皮膚起粟。鼻垂清涕。此種不能抵禦風寒之狀。並非盡由衣裳單薄。而皮下缺乏脂肪。體溫容易放散。乃其主因。缺乏脂肪之症。必須直接或間接補充其不足之脂肪。而後寒慄之狀。方能不再發生。故西醫治此。恆用魚肝油。中醫則投八味丸。然藥補不如食補。古人已昭示吾輩矣。

查水族中含鐵質脂肪最富者。當推鱉與鰻。且價廉味美。食法又多。體瘦畏寒之人。際此冬季進補之日。正不妨今日甲魚。明日鰻鱺。既治羸瘦。又快朵頤。何樂而不食耶。

本草云。鰻補虛損。鱉滋腎陰。則此二物。不僅治瘦而已。亦著名之强壯劑也。惟鱉與鷄子相忌。不可同食。

黃雌鷄飯之滋補力

佚名

示鄒鉉所著壽親養老新書。中有黃雌鷄飯。治產後虛羸。補益。用黃雌雞一只。去毛及腸肚。生百合一顆。洗淨。粳米飯一盞。將粳米飯百合入鷄腹內。以線縫定。用五味汁煑鷄令熟。開肚取百合。米飯。和鷄汁調和食之。食鷄肉亦妙。(按)肥鷄含水分七〇・〇六蛋白質十八・四九脂肪九・三四。非淡素物一・二〇。灰分〇・九一。中西醫家。皆認爲最富滋養分之鳥肉。治產後虛羸。年老體衰之食補品。百合含蛋白質三・三〇。脂肪〇・一一。澱粉二四・一五。木質一・二四。灰分一・五五。水分六九・六三。功能補虛羸。益衰老。本草稱「百合新者可蒸可煑。和肉更佳。」此方以鷄肉配百合。益以補脾清肺之粳米。不但鮮美可口。抑且相得益彰。對於氣血衰少之產婦。誠爲事簡功宏之補劑。其用黃雌鷄。亦有深意。蓋哺乳動物及鳥類之營養價。牝肉恆勝於牡肉也。

考隨息居飲食譜謂百合專治虛火勞嗽。甄權云。百合治熱欬。愚意黃雌鷄飯移治肺病欬嗽。亦殊合拍。蓋肺病治法。宜注重營養。而營養品中。當推雞肉爲巨擘也。

雞汁之功效

五魁

余友唐君志文。前歲春間。忽起咳嗽一症。經久不止。後愈咳愈重。變成癆症 至精神日漸渙之。形體日漸憔悴。雖請醫調治。日進湯藥。不能見效。後有人敎服雞汁(云唐君之病。因身體虛弱所致。宜用黃色童雌雞。煎汁服。或可有效也。）唐君乃照法煎服一星期後。漸覺舒服。服至三個月。（約用雞二十餘隻。）則諸病全愈。身體康强矣。後唐君之鄰婦。亦患肺癆咳嗽。亦服雞汁而愈。

夫癆病起於弱體者多。雞汁乃富於滋養之品。以弱症而進以滋養之物。則體可康强。體强則病自去矣。然此法爲虛癆而設。若肺火咳嗆帶血者。非所宜也。

蟹在食療上之功用及其毒害

周廣眞

賞菊持螯。爲深秋時節之樂事。豈知此二螯八足之貝類。于食療上有相當之功用乎。茲臚述於下。（一）主胸中氣熱結痛。凡秋深燥邪入肺。與肺之粘膜分泌物。和合而爲燥痰。咳嗽形寒。口渴內熱。咯痰不爽。胸中結痛。食蟹一二枚。咳嗽驟舒。胸痛亦愈。其效勝於蛤殼貝母瓜蔞皮光杏仁等藥。此歷試而知者。蓋蟹得西風而長。其性鹹寒。故於肺之燥邪痰熱。有特効也。（二）治筋骨折傷。內有熱瘀者。生搗蓋之。或去殼用黃。搗爛微炒。納入創傷處。筋卽連續。痛自無形消散矣。（三）治漆瘡塗火燙。皆取其散血消炎之功。（四）蟹爪可以催生。姙婦不可食蟹。以其性專逆水橫行也。其爪爲下死胎胞衣專藥。千金神造湯治子死腹中。幷雙胎一死一生。服之令死者出。生者安。誠神驗方也。但以一邊運動。一邊沉着者。卽是無疑。方用生脫蟹爪。連足用之。

約一平碗。東流水煎去滓。入阿膠一兩、合烊頓服。或分二服。若人因不能服者。灌入卽活。取蟹之散血。而爪觸之卽脫也。

雖然。蟹之毒害。亦有不可不知者。凡食蟹以被霜者爲佳。未被霜有毒。多食令人腹痛泄瀉。以紫蘇紅糖湯解之極妙。食時尤須薑酒同服。以免中其寒毒。蟹性喜入蛇穴。得其毒則驟長。故重一觔以上者。誤食殺人。又兩目相向。足斑目赤者。有大毒不可食。俗言「九月團臍十月尖」雖蟹圓臍。雄蟹尖臍。雌性成熟早於雄。謂其肉味之豐厚。此則老饕經驗之談。不關食蟹放毒害也。

食品中含有生活素「維他命」表

豹斑

第一表　含有那種生活素(抗壞血病性要素)的食品

(一)含有大量的　鮮橘汁　生甘藍菜　蘿蔔汁　發芽毛豆

(二)含有多量的　檸檬汁　帶殼毛豆　馬鈴薯　番茄　煮過的桔汁

(三)含有適量的　發芽的大麥和小麥　豌豆和扁豆　乾甘藍煮熟的馬鈴薯　煮熟的蘿蔔汁　乾茄子　煮熟的桔汁

(四)含有少量的　罐裝或急乾的甘藍菜　乾或蒸的馬鈴薯　陳宿的桔子汁和檸檬汁　葡萄　蘋果

香蕉　綠茶　人乳牛乳

（五）不含的　炙燒的甘藍菜　晒乾的菠菜　清毒的牛乳　紅茶　動物性脂肪　乾五穀類　麥酒

第二表　含有乙種一乙種二生活素（抗神經炎性要素）（促進沈着性要素）的食品

（一）含有多量的　酵母和酒酵　米麥的糠米麥玉蜀黍的發芽

（二）含有少量的　米和他種的粗米飯　黑麵包　豆類　芋類　野菜類和醃漬菜　果實類　牛乳人乳卵黃肉內臟

（三）含有微量的　某種野菜和果實類　海草類　豆乳　豆腐　豆腐渣　煉乳消毒乳　卵白　乾肉　紅茶及可可

（四）不含的　白米　五穀粉　澱粉　白糖　米飯和白麵包　動物脂肪　罐裝肉　內臟　酒類綠茶和咖啡

第三表　含有甲乙種生活素（抗眼球乾燥症性要素）（促進石灰沉着性要素）的食品

（一）含有大量的　魚肝油　鯨油和他種魚油　魚的生殖細胞　卵黃　乳脂　菠菜　青莢豆　雜菜

（二）含有多量的　牛乳　豬內臟　犬馬牛羊的脂肪　甘藍番茄　甘薯　西瓜

（三）含有少量的　脫脂乳　牛脂　落花生油　種子油　胡桃　馬鈴薯　香蕉　青藻　生菜

（四）未明的　洋橄油　猪油　酒酵　燕麥　大豆　桔子

（五）不含的　一部分的內臟　胡麻油　甜杏仁　白米

下編　食物療病學

第一章　食物療病之實施

小兒下痢之蘋菓療法

張昌紹

小兒下痢之蘋菓療法。在德國民間。久已流行。但素為醫界所漠視。最近德國 Frieda Klimsch 氏。始于 Konigfield 小兒療養院內。系統地採用此法。收效卓著。三年來。該國醫界繼起應用而研究者。頗不乏人。如 Moro(1926),Wolff (1930),Melentieva,Heiser 及Kollmann (1930) 等。在德國各醫學雜誌上發表其試用之結果。均極滿意。

(一)理論

關于蘋菓療法之藥理作用。目前尚未大明。醫界意見。甚為紛歧。茲綜合各家意見。分述如下。

一、機械作用　據Moro 主張。蘋菓在腸管內形成一種無刺戟之充塡物。因其毫無刺戟性。故能甯靜腸壁之運動器官。當其在腸內通過時。不僅機械地清除腸內容。並能吸收種種有害物質。Malyoth 說。蘋菓內的纖維素。像海綿一樣。當其經過時。一路吸收各種細菌而排出。使不爲害於腸壁。

二、鞣酸作用　鞣酸 (Tannic acid) 有收斂作用。而水菓中屢屢含之。此爲吾人熟知之事實。且鞣酸及其製劑如 Tannalbin, Tannigeu, Eldoform等。亦曾一度流行於下痢。故Moro氏將蘋菓療法之主要作用。歸諸蘋菓內所含之鞣酸成分。蓋鞣酸之收斂作用。於腸粘膜面形成一種保護膜。隔離一切機械的、化學的、及細菌的刺戟和損害。減輕炎症狀態。使腸管得到生理的休息。 Winckel 氏亦主張此說。但 Heislen, Kohlbrugge 及 Malyoth 等均持反對之說。氏等認爲鞣酸製劑雖常用於下痢。但往往無效。進言之。即假定鞣酸確能制止下痢。但蘋菓內僅含〇•〇六八%之微量。曷克奏此偉效。

三、菓酸作用　Heisler 及 Kohlbrugge 等。認菓酸作用爲蘋菓療法奏效之要素。彼等試用數種富於菓酸之菓汁如檸檬汁等于下痢：亦得同樣有效之結果。遂得菓酸作用之結果。Kohlbrugge 氏並主張用連皮之蘋菓。因皮內及皮下組織含酸更富。但Molyoth亦用攻擊鞣酸作用說之同樣武器。反對菓酸之說。氏云。蘋菓內僅含菓酸〇•五九%。且其大部分更受植物性粘膠 (Pectin) 之緩衝作用 (Buffer action)。不能發生任何顯著之效力。

四、粘膠作用說　Malyoth 氏消極方面 反對鞣酸說及菓酸說。積極方面主張此說。粘膠。

由植物性粘膠 (Pectin)。存於各種菓汁內。由其膠質的作用 (Colloid action)、及緩衝的作用(Buffer action)。能調劑氫離子之濃度 (Hydrogen Ion Concentration)。並由其膠質的作用。吸收腸內之毒素。使不爲害。

(二)方法

選取成熟完整之蘋菓若干個。剝皮去心。用刀剖成細粉。或於刨床上刨之。病孩於四十八小時內。每一二小時。服食一至四食匙 (十五至六十格蘭姆。) 按年齡之大小。每二十四小時內。約用蘋菓粉自二百乃至一千五百格蘭姆 (200—1,500 gm.)。相當於中號蘋菓三乃至二十枚。適足供病孩需要之水分及營養。病兒於四十八小時內。除此蘋菓食餌而外。他種飲食一律廢止。如病者十分煩渴或呈現中毒症狀 (Toxicosis) 時。則可飲小量之淡茶。他若中毒症狀或脫水症狀 (Dehydration) 十分顯著時。需要應急之有效治療。如食鹽水皮下注射等。自不待言。

一般病孩。均樂於服用蘋菓粉。但亦有少數嫌其味酸而拒絕者。則可加糖少許。或加入酌量之香蕉混和之。其味較佳。

服用蘋菓四十八小時後。改用一種過渡期食餌 (Transitional Diet) 此種食餌內不含乳類或菜蔬。食單舉例如左。

上午七時三十分

粥糊（不加牛乳）

麵包

淡茶一杯（不加牛乳）

中午二時

牛肉菜湯（去油去菜）

甘藷糊粥

肉鬆

麵包

下午三時

麵包

淡茶（不加牛乳）

下午六時

粥糊（不加牛乳）

麵包

香蕉

淡茶（不加牛乳）

過渡期食餌繼續四十八小時。乃漸轉移於正常飲食。最先加入牛乳。其次菜蔬。最後水菓。

豬肉療病之一例

沈仲圭

猪肉爲動物性食品獸肉類之一。有修補細胞。滋養人體之功。歐洲各國。每人每日之平均消費額。在二十八磅以上。吾國人士。亦向以此爲常食。惜世人僅以供肴饌。快朵頤。不知其在治療上。有甚大之價值。爰舉古人臨床筆記一則。並加說明如左。

續名醫類案載。汪赤厓治張姓。夏月途行受暑。醫藥半月。水漿不入。大便不通。唇舌黑。骨立皮乾。目合肢冷。診脈模糊。此因邪熱薰灼。津血已枯。形肉將脫。亡可立待。若僅以草根樹皮。滋養氣血。何能速生。囑市猪肉四兩。粳米三合。煮汁一碗。另以梨汁一杯。蜜半杯。與米肉汁和勻。一晝夜呷盡。目微開。手足微動。喉間微作呻吟。如是者三日。唇舌轉潤。退去黑一層。始開目能言。是夜下燥屎。脈稍應指。再與養陰。匝月而愈。

（按）王孟英言猪肉之功用曰。「補腎液。充胃汁。滋肝陰。潤肌膚。利二便。止消渴。起尪羸。」又曰「液乾難產。津枯血奪。火灼燥渴。乾嗽便祕。並以豬肉煮湯。吹去油飲。」鄒潤安謂「坎爲豕。在地支則屬亥。不但養胃。其補腎水有專能。」食物新本草稱。「豚肉令脂肪頗富。（百分之二十八）爲亞於牛肉之貴重肉類。彙而觀之。可見此物滋肝腎之陰。熱性病後。津血不復。以致胃呆便閉。骨立皮乾者。誠極適應之食餌療法 。豈可拘於時令病後。忌食魚腥（新鮮之肉曰腥。故論語有「君賜腥」之句。）之戒。而坐視病體之羸羸於不顧哉。

仲景治少陰病。下利咽痛。胸滿心煩。有猪膚湯。（猪膚一斤。白蜜一升。白粉五合。）山田氏云。「猪膚即猪肉。本草明稱性平。解熱毒。」據此。是物不但津枯液涸者。依爲甘霖膏澤。即陰虛而上焦有熱者。亦可用之以治標也。

陸淵雷氏云。「猪膚湯。即肉湯拌炒米粉。和以白蜜。」斯言信然。余謂是法等於西醫之用雞牛肉汁。對於易於分解蛋白質之熱性病後。（發熱症。每月消耗蛋白〇，七%。）僉可代用點心。固非專爲「少陰下利」一症而設也。

旋毛虫條虫。常以牛羊豕爲第一宿主。故猪肉非煮至法氏一六〇度。恐有傳染寄生虫之危險。但肉中蛋白。一遇高熱。又易凝固而礙消化。折衷之法。可以文火緩緩煮之。

世俗猪肉。多用冷水。此太謬也。投肉於冷水中。而漸次熱之。則肉中所含之滋養分。將與水溶化而散溢。養生之功。豈非減少。故欲保全養分。宜先將生水煮沸。然後入肉。

豬肉富於脂肪。消化時間。比較的延長。（約須四時。）故與脂肪較多之鶴、鴨、雉肉。及不易消化之蕎麥、炒豆。不宜同時飽啖。惟以葱蒜爲配合料。則極適宜。

(又按) 重慶堂隨筆。蘭熏(即火腿)條下。王孟英附有按語。述其友范慶簪之言曰。解渴莫如豬肉湯。凡官爐銀匠。每當酷暑。正各縣傾造奏銷銀兩納庫之際。銀爐最高。火光迎面。故非血氣充足者。不能習此業。然人受火爍。其渴莫解。必市豬肉以急火煎清湯。撇去浮油。缸儲待冷。用此代茶。雄聞而悟曰。此渴乃火爍其液。非茶可解。猪爲水畜。其肉最腴。功專補水救液。允非瓜果可比。因以推及虛喘虛祕下損難產之無液者。無不投之輒應。乃知豬肉爲滋陰妙品也。(下略)王氏之言如此。誠爲有見。近代西林某巨公。本貴介公子也。當其未發達時。意氣豪縱。不可一世。家居常張筵演劇。夜以繼日。從者苦之。然每至天明之時。某輒進精猪肉粥一甌。從者亦皆得食。以此雖日夜辛勞。而虛火不致上炎也。猪肉滋陰之效。有如此者。惟有溫熱之病。在將愈未愈之時。切不可早食猪肉。犯之者必致脚腫。而病復發。纏綿難治。吾見之屢矣。凡事有利必有弊。如此類者是已。沈先生之言。乃專爲熱性病後津血不復骨立皮乾者而發。閱者當分別觀之。勿執一也。

粥油有補精種子之功

陸士諤

煮粥鍋內滾起沫團。濃滑如膏油者。名曰粥油。大鍋能煮五升米以上者良。甘淡平和。其力能黑鬚髮。滋養五藏。肥肌體。塡補腎精。每晨撇取一碗。淡服。或加煉過食鹽少許亦可。羸瘦者服半年卽肥白。精清無子者。卽精濃有子。蓋穀氣生精。鹹能入腎。五穀之品。氣淸質純。遠非血肉質濁可比。余遇陰虛病家之吃長齋者。不肯服燕窩人乳等滋陰品。輒令日服粥油。收效頗巨。或疑素有痰飲者。服粥油不無助飲增痰。其實飲家本屬中陽不振。原不宜滋養。若服粥油時。佐以生姜末一二撮。卽可無患。粥油係米穀之精。決無弊害。飯也是水米煮成。痰飲家可不食粥油。痰飲家可不食飯乎。一語道破。自然無疑。吾謂粥油之功。實勝於麥精魚肝油等萬萬。勿以價賤而忽之。

（按有張秀生者。素有遺精之患。年已四十。猶抱伯道之憾。求之於其友。友固知醫理者。謂之曰。久遺者精必淸。精淸無子。可服米油百日。必見奇效。張試之。百日後遺精漸減。年餘遺精止。體力亦增。後果舉一雄。足證粥油確有補精種子之功也。

陽痿症之藏器療法

楊志一

陽痿一症。除先天不足。睾丸患疾外。都因性慾過度。腎虧精不充其力所致。根本治法。首宜補陰以助陽。不可壯陽以刼陰。所謂火無薪而不烈。燈無膏而不明也。補陰助陽（卽補精助力之謂）之法有二。一曰藥物治療。一曰藏器治療。藥物治療。已詳「青年病」書中。藏器治療。

乃借助于內分泌。取獸之某部內分泌。而注射之于人體之某部。與國醫食肝補肝。食腎補腎之說。與此正同。此項治法。非人人所能自為。下列各方。乃宗其意而變通之也。

(一)宰取猪羊之睪丸。酒浸數時。榨汁服之。不煮熟者。恐失其有效成分也。

(二)用雄鷄子去心為末。焙熟。再用猪羊脊髓。和為丸。桐子大。每服二錢。日兩服。大有補精強腎之功。

(三)鷄子黃含有副腎髓質之分泌素。日用生鷄蛋兩三枚。攪勻。用熱牛乳一盅沖服之。良效。

(四)羊肉四兩。切小塊。山藥末一合。粳米三合。同煮為粥。加鹽少許。常食大有滋陰助陽之效。

山藥為遺精良藥

德真

市肆所售之山藥。人皆以為食品。不知其實有治病之功能。鄙人前歲。因勞心過度。致得遺精之恙。遍往各處名醫診治。迄少回春之術。延至去秋。轉勞瘵。奄奄垂斃。幾成不治之沉疴矣。後有友人過訪。探以鄙人病情。云山藥能濇精補脾。有回生再造之功。堅命速購食之。鄙人因病至於此。出於無奈。遵友人之囑。購山藥數觔。於每日清晨。煮食。不圖食未兼旬。精神大振。遺精亦止。即平日所患咳嗽。潮熱。骨痛。盜汗等症。亦皆痊愈。不治之沉疴。由此霍然矣。

豈不快哉。爰將煑食之方法。詳列於後。以便閱者採擇焉。

一（煑食法）以山藥段許。約十兩餘。洗淨打爛。投於開水鍋內。煑至極爛。用鍋鏟攪之。使成粥糜。和以白糖。頓食之。如置飯鍋上煑熟。則其內之蛋白質凝滯。只可充飢。不能治病。

二（食時）以早晨爲適當。午後亦可。晚間不宜。因晚間之消化力。遲鈍故也。食後不可即臥。須從容緩步數分鐘。以其性膩。恐有停積之虞。

（按）山藥功用。不僅療虛止遺。如用生山藥去皮切片。和粳米煑粥食之。功能滋補脾胃。爲胃病之良品。

熱性病人之食餌療法

陳慰堂

有發熱狀態。身體物質之消耗必多。故欲預防熱病者之衰弱。及維持對於疾病之身體抵抗力。不得不行適當之營養法。故食餌療法。對於熱性病人。甚屬重要。

△急性熱性病者——身體物質。因中毒性原因而消耗。因胃液分泌之減少。而食思不振。又以胃粘膜之知覺過敏。而食物攝取不能。病人遂陷於營養不給之狀態。

熱性病人。身體物質之消耗。主爲蛋白質。故吾人補充蛋白質之消耗。甚屬重要。實際上於單純之營養供給。得以補充蛋白質之消耗量。然對於中毒性之蛋白質消耗。苦不得補充之方策。

吾人欲補充其消耗量。其必要條件。爲胃腸之健全。能耐多量蛋白質。同時含水炭素之多量供給。甚屬重要。特對於發熱者所常起之阿采通尿。含水炭素有預防的及治療的價值。持久之熱性病人。以高度營養不給之結果。心臟及神經系統起著名障碍。而生命殆危者不鮮。故求營養之恢復。不可不努力也。

營養上熱量須十分充足。同時使心臟力旺盛。保護腎臟。注意排除身體內毒物。故於敗血症●肺炎●虎列拉●等重篤疾病時。或腸傷寒及慢性敗血症等持久性疾病。心臟力發生障碍之際。不可投給刺戟性食物。其他老人。酒客及元來虛弱病人。其心臟不強健者。病初卽不可投刺戟性食品。

肺炎分利之際。食思存在時爲限。宜投多量之刺戟性食物。如濃咖啡酒類等。

▲腎臟保護——傳染病自己直接障碍腎臟。又間接的可起腎臟障礙。故保護腎臟之食餌法。甚屬重要。卽避去障礙腎臟之食物。同時投給有能輸入多量水分於身體內之性質的食物，限止食鹽量。禁强香料及多量之肉質等。水分務必充分飲用。若病人不訴渴或昏睡之際。水分之經口的輸入不可能時。可用多量之水。注入直腸內。以其能排除新陳代謝產物及毒物。或於水中添加白糖。冷咖啡酒類等寄於營養價之物質。

▲酒精——對於熱性病人之應否用酒精性飲料。諸家意見不一。但因時作爲興奮劑。健胃劑。及

元氣恢復劑。而用適當量。能奏偉效。二三學者之主張。於敗血性疾病。應用多量之酒精。從來嗜酒者。一旦於疾病時嚴禁。甚屬不良。故可由患者之個性。而用適當量。至於酒精之種類。由適應症而異。救急之際。當用吸收迅速而使心臟營有力之作用者。如白蘭地．巴德溫．赤酒．葡萄酒。威司克。等。而皮酒以其酒精含量少。可作病人之飲料。

▲牛乳——水分含量甚多而熱量亦多。且不刺戟腎臟。故頗多用之。冰牛乳及含有牛乳之冷性飲料。病人飲用後。頗覺爽快。或以其溫熱者混於茶。咖啡中飲之。一日用量以一二磅為度。數回分服。欲求牛乳之熱量增加。可於其中加乳糖(牛乳一磅中加乳糖五〇至百瓦)及卵黃等。如病人對於牛乳不堪飲用時。可加石灰水。茶及白蘭地等。若飲牛乳而起噯氣或惡心時。可於其中加冰水。或混於藕粉．卵黃中。少量徐徐內服。

▲肉汁——為有熱病者之必要營養品，有刺戟心臟及興奮神經之作用。可與種種之穀粉(燕麥粉．大麥粉．豆粉，)等同時應用。又與卵黃併用時。可使體內脂肪增加。

▲固形食物——熱病者對於固形食物大都嫌惡。其中以雞卵為主要食品。雞卵中混以糖。十分攪拌。使生泡沫。或將卵黃混於赤酒．白蘭地．白糖．牛乳，咖啡及肉汁等中服用。

▲肉類　病人未入恢復時期。厭忌者多。使用之際。當以特殊之調理法。即使其易消化且催進食慾者。選其軟嫩物。細切清蒸。或冷後使食。

肉以外應用之固形食物。如含有含水炭素之餅•茶食•麵包•等。可浸於水•茶•牛乳•或酒類中食用。

▲蔬菜類——以其中含有多量之維他命（生活素）。於病之經過中。防止發生維他命缺乏症起見。當投與相當之菜食。如馬鈴薯•菠菜•包心菜•白菜•青菜•蘿蔔等。

▲直腸營養——嚥下困難。經口的營養。不能施行時。可行滋養灌腸。但熱性病人遭遇之機會較少。

▲恢復期之營養法——本期之營養法與疾病之際大異。蓋病人一入恢復期。對於食物。特以蛋白質性食物。非常貪食。有時對於含水炭素，亦食慾亢進。此卽疾病中含水炭素性身體特質消耗之現象也。又解熱後三日之經過。而瓦斯交換機能劇增。其增加至百之五以上者有之。故恢復期之食餌。不特單用富於蛋素性而已。同時當選富於熱量之食品。但如此多量熱量輸入之同時。亦當努力愛護胃腸。以此目的食物之變化當徐徐施行。且使少量數次攝食爲要。液體之輸入。而恢復期亦宜充分。恢復期施行滋養法得當。則患者之體力增進。體質得較病前更爲佳良。此於腸傷寒所常目擊之現象也。

肺癆病之飲食療法

丁惠康

每早宜飲牛乳一盌。與半熟鷄蛋二個。(若窮人以豆腐漿一大盌代之)八點鐘早餐。宜食粥。粥菜宜考究。

(案)牛乳其性和平。而富於滋養料。爲病肺者每日必需之品。世人每謂牛乳之性極熱。苦勸病人不飲。是無異助結核菌而殺人也。

十三點鐘午膳。宜用極豐富之飯菜、若魚、若肉、若鷄鴨、若炒蛋、若各種新鮮蔬菜等。皆不可少。各物宜煮之極爛。烹飪之法宜精。且宜日日變換式樣。不可使病人望而生厭。是爲至要。然頑固之醫生。往往禁病人食魚肉鷄鴨等滋養品。以縮短病人之生命。　午後四點鐘宜飲牛乳一大杯。若內地無牛乳。用各種代乳粉亦可。　六點鐘晚膳。飯菜比午膳更要豐盛。凡病人所食之飯菜。宜以小盆子盛。且每種僅置少許。如喜吃某種。吃完後儘可再添。萬不可每種多置於碗內。使殘餘之食品。棄之則可惜。食之則他人有傳染之虞。　九點鐘再飲牛乳一大杯。或代乳粉。飲完後卽宜安睡。　凡煙酒酸辣等有刺戟性之食物。皆宜禁絕。

鷄卵對於結核性咳血之特效

沈仲圭

鷄卵富含蛋白脂肪。易於消化吸收。爲營養之要素。調補之佳品。此吾人所習知也。若能根治咯血。實未前聞。同居張君鏡潭。嘗爲予言。『友人項仲霖。初患痰紅。繼則吐血。諸藥罔效。

體日羸弱。嗣得一方。每晨用鮮鷄卵二枚至四枚。置沸水中。泡至半熟。微碎其殼。稍加食鹽。以箸攪勻。徐徐吸食。未有不血止體壯者。項以此物有益無損。乃日啖三枚。用代早點。果然纔及旬日。血症全除。繼服年餘。面色紅潤。肌肉豐盛」云云。圭按王孟英食譜。謂『鷄卵甘平。補血安胎。鎮心清熱。開音止渴。濡燥除煩。解毒息風。潤下止逆。新下者良。並宜打散。以白湯或米飲。或豆腐漿攪勻熱服。』其療吐血。殆取『清熱止逆』之功乎。鄙意最好晨進鷄卵以養血。夕服阿膠以止血。雙輪並進。收效尤巨也。

油浸白菓之療肺良方

智干

肺病最難治。西醫至今未曾發明療肺良藥。遇肺病至第三期。則無不束手矣。然而吾國往往有所謂單方者。藥僅一味。或一二味。其效驗卓著者。無不對症而治。應手而愈。不但療疾。且能斷根。洵足奇也。余妻去年五月病肺。延綿至今。一載餘矣。中西醫藥無不服遍。中藥如化州橘紅。各種半夏。凡可以消痰止咳愈肺之藥。一一試服。西藥如司各脫。解百勒。拍辣託。幾怪拍辣託。(以上均魚肝油名)凡可以消痰止咳愈肺之藥。亦一一試服。結果則時愈時發。甚至骨瘦如柴。氣喘咯血。停經發燒。奄奄一息。中西醫士。咸爲之束手。中醫謂肺經咳傷。本源已斷。西醫謂病已三期。不可救藥。吁。肺病之可怕。大有咄咄逼人之勢。余焦頭爛額。遍求藥方。可云凡能治肺之藥。已極搜求之能事。而病仍依然。且日益加劇。不料於無可奈何中。忽一裁縫某。來述有一種油浸白菓。爲療肺之第一聖藥。具起死回生之功。某君。某婦。某叟。某兒均病肺至垂危之際。一服是藥。無不霍然。至今都康健如昔也。謂予不信。盍一試之。

余乃大喜。問某裁縫油浸白菓如何服法。如何來源。何處可求。渠答稱油浸白菓者。乃採摘樹上生白菓球。浸入極純美之菜油內。愈陳愈妙。取食時。祗須取白菓去殼。搗爛。冲以開水。或芥菜鹵呑之。每日朝晚服二枚。連服三日。其病若失。因此物能殺肺中黴菌。且能補已壞之肺也。此係單方。藥舖內無從購取。可探聽慈善家。或有此物之製藏。往索之無勿予。

余從其言。細爲訪問。悉蘇州閶門城外某善堂，及胥門外木瀆鎮，均有此物。乃虔誠往求。居然取得二十餘枚。歸而如法服食。果如某裁縫之言。痰漸少。咳漸止。精神亦漸健。飲食亦漸進。並能起坐。不似昔日之奄奄一息矣。今已半月有餘。大異曩昔。現雖尚在調養中。已能行動操作。頓改舊觀。爰表而出之。以告世之病肺者。並願好善者多傳此物。以行方便。蓋油浸白菓。極不費事。亦不費錢也。

療治肺癆病之新發明

楊星垣

全球人類患肺癆病者。幾占十之八九。患肺癆病而死者。又占十之七八。豈知患此病者。不死於病。不死於醫。而復死於藥不對症者之比比也。近有德國著名醫生惠爾斯。在柏林醫藥週刊中。發表一文。略謂鄙人(惠爾斯自稱)根據醫學界老前輩法利孟氏之遺方。敢信猩血係治肺癆病之第一妙劑。渠(法利孟氏)生前在動物園中。見有患肺癆病之猩猩四十隻。卽以猩血治之。均獲全愈。夫猩猩與人同種同類也。倘以醫治猩猩之猩血。醫治人類之患肺癆病者。定能獲美滿之效果云。

小蒜大蒜治療肺癆之實例

俞鳳賓遺著

行員患肺癆　某生，原籍山東，寓於河北，近年在北平某銀行擔任職務，患肺癆，就診於德人狄某，狄細察之，乃曰：病已深入，須辭職回里靜養也。某生年約三十，忽攖此疾，又聞醫生之言，殊鬱悵惘者，數日。乃束裝就道，戚戚然，自度治愈之爲艱也！

旅客授單方　途中，有同行者，詢悉某生之疾，曰：余有單方，君可試用，回府時，可備獨蒜(卽小蒜)四十九枚，每日煮服一枚；又備大蒜若干，每日煮數顆於鍋，煮時俯首張口，吸入蒸氣，約半小時，如不耐其味。爲時可略短也。

調養之効驗　某生既得其方，歸家覓蒜，如法泡製。小者飲服，大者蒸騰，日見痊癒，不數目而其病若失，健旺勝常。乃重往北平，董理舊職。一日，見狄某，而狄不相識，因肥碩已過於前。爲之述單方之效，狄購蒜無數，裝成兩箱，寄往柏林之某化驗室。

蒜之分類　蒜爲蔬類植物。百合科，青葱屬。雖有小蒜大蒜石蒜山蒜之別，然大類可分爲二：

一曰小蒜，又名茆蒜、澤蒜或葷菜或蒚（音歷）古時在蒚山所發見，即獨囊蒜，乃中國固有之物。舊俗於夏歷五月五日採之，懸掛於小兒之衣襟。作爲辟邪之用。近三十年來，不常見矣。此物，江南農人，名之爲獨囊大蒜。凡欲採集之者，須在夏歷端午以前，過此時期，恐不易得耳。其科學名稱，即Allium Sativum見植物名彙。

二曰大蒜，又名葫，又名葷菜。漢以前，中國無之，張騫使西域，始得大蒜。一說胡國有蒜，十子一株，名曰葫，亦稱胡蒜。因地名之，示有別於小蒜也。大蒜之科學名稱，爲Allium Sporodoprasm 見植物學大辭典，及植物名彙。

蒜之記載　爾雅云：蒚山蒜也。說文云：蒚，葷菜也。菜之美者，雲夢之葷。生山中者，名蒚。爾雅註義云：帝登蒚山，遭蕕芋毒，將死，得蒜，嚙食乃解。遂收植之，本草綱目，以及植物名實圖考等書，述蒜與葫之功用，而均乏治肺之說，姑略之。此物英國藥局方所未載；惟見諸美國一八九〇年所釐訂之藥局方。謂小蒜之球莖，即俗稱囊頭，每劑可用半錢至二錢。在氣管枝擴張症中，有臭痰時，服之，痰能漸少，而臭味可除。蒜汁每次可服十滴至三十滴。蒜越幾斯，即蒜汁之收乾者，每劑四厘至十厘。蒜丸每粒含越幾斯四厘。在肺癆中可除痰，減咳，止盜汗，增食慾，加體重。連服之，夜間可安睡。在英國醫學會雜誌中，曾亦載治療肺管枝擴張症，以及治孩天哮嗆即百日咳。麥丁台爾氏增訂藥局方，載大蒜汁，需文特雜質丁幾，和單性糖漿，（分劑未詳）可治喉頭結核，內服或蒸汽吸入，均有效驗。若欲蒸氣，可用下方：

新鮮大蒜汁（不須濾）五十六份　酒精（百份之九十）七份　桉樹油一份

右三味混合。倘得四盎司，於一症內，可供三星期之用。每日早晚蒸臘一小時，吸入其汽，可見小蒜供內服，大蒜供吸汽，不獨吾國之單方。在歐美亦曾引用之，

封翁之談話　友人某，正在訪問小蒜治肺之方。忽與蘇州封翁相邂逅。封述其子姪二人，患肺癆時，亦借小蒜之力，得以保全。並曰：單方雖有益，但亦不過略爲援助耳，靜心調養，以及起居合宜，實爲最要云云。余覺其言之有味，而可警醒社會中，一般徒恃單方，而忽於科學方法者，故并記之。

芥菜滷可治肺癰

吳去疾

肺癰一症。發熱。咳嗽。咯痰臭。胸脇隱隱作痛。仲景金匱。謂膿未成者可治。膿已成者不可治，此特道其常耳。苟得良方服之。亦有能治愈者。鄉人王某。昔年在南京患此症。咳痰如膿。服藥無效。自謂已絕望矣。有人教取陳芥菜滷一瓶。逐日用開水少許沖服。後竟不藥而愈。唔余時極稱道之。余謂此乃古方。折肱漫錄。醫學廣筆記。外科全生集。均有載之。人多忽視。殊不知其奇效如此。古來良方之湮沒失傳。類此者正多。誠可惜也。

肺痿食梨而愈

石岱雲

秋爲燥令。氣候乾躁。人於此時。肺臟每易受傷。前聞鄰叟述。昔有一少年。久咳不愈。以致肺痿。迭經醫治。均謂病入膏肓。藥石難以奏效。必成肺癆而死。少年憤甚。至一山上。擬投繯自盡。忽有一老僧出。睹狀大驚。問其故。少年一一爲具言。僧云。無礙。速即下山。時啖生梨。吃滿三百擔。當可見痊。不必另服他藥。少年感甚。遵示而行。梨吃完。而病亦霍然矣。

野莧菜根與霍亂

高思潛

「前清光緒二十八年秋季。吾鄉盛行霍亂。初覺腹中酸痛。嘔吐且瀉。繼則腿腓筋轉。手脚色紫。大肉盡消。眼珠深陷。後遂四末厥冷。周身出冷汗。以致不救者。不計其數。後有人傳方。

用野莧菜根搗汁冲水和服。雖奄奄一息者。亦可得慶重生。」考李時珍本草綱目云。「味甘冷利無毒。赤莧主赤痢。射工沙蝨。紫莧殺蟲毒 治氣痢。六莧並利大小腸。治初痢」。而不及霍亂。蓋細繹之。野莧確有治霍亂之功效。特古人未明言耳。查霍亂之原因。爲虎列拉桿菌。繁殖腸內所致。其誘因則爲濕熱侵襲。致人身抵抗力減少。故病毒得以猖狂。赤紫莧既能主赤痢氣痢射土沙蝨。而六莧又同治初痢。則野莧亦有同等之功效可知。諸書又以野莧紫莧。療蜈蚣蜂蠆諸蛇螫傷。是莧唯一之功效。在殺蟲解毒。以野莧菜治霍亂者。殺其菌而解其毒。治霍亂之原因也。野莧之性味爲甘冷而利。大有滌熱利濕之能。剷除原因而外。又能兼療誘因。誠霍亂對症之良藥也。

(張錫純按)霍亂爲最險之證。卽治之如法。亦難期必效。用野莧根搗汁冲水服之。果能隨手奏效。可爲無上妙方。然野莧根之種類甚多。當以形似園中所種之莧菜。而葉綠梗微紅。其根與葉上之筋。比園中所種之莧菜稍粗。且其梗甚硬。葉可食而梗不可食。梗端吐小長穗。結子黑色。比莧菜子更小者。爲眞野莧菜。然此菜非到處皆有。若無此菜之處。擬可用馬齒莧代之。誠以馬齒莧除虫解毒之力尤勝。有被蝎螫者。愚敎用馬齒莧搗爛敷之立瘥。是實驗也。且綱目謂六月六日採馬齒莧曬乾。元旦煑熟同鹽醋食之。可禳解疫氣。霍亂亦疫氣。馬齒莧可解疫氣。當能解除霍亂之毒菌。是以愚謂無野莧菜之處。或可以馬齒莧代之也。然用馬齒莧時。不必用根。宜取其葉搗汁冲飲之。因其葉之背面滿鋪水銀。水銀實爲消除霍亂菌之要品也。特是馬齒莧北方之人。

大抵知之。而其形實與莧菜及野莧菜迥異。北方人不喜食莧菜。故種莧菜者極少。荒僻之區。恆有不知莧菜爲何物者。焉能按其形以覓野莧菜。然花卉中之鷄冠花。雁來紅。（一名來雁黃。一名老少年。俗名老來少）。藥品中之青箱子。皆莧菜類也。故其葉皆似莧菜。若按此等物之葉以覓野莧菜。固不難辨認也。

野莧菜有名灰條莧者。（俗名灰菜）狀似青藜而小。且無青藜之赤。必含有鹹性甚多。食之助人消化力。原無毒性。而奉天農村。多有食野莧菜者。獨不食灰條莧。言食之恆令人腫臉。此植物之因地而異也。

向閱典籍。見有鼠齒莧之名。未知何物。後聞人言。即今花卉中所謂龍鬚海棠也。以其葉濶圓而長如鼠齒。故名鼠齒莧。甚易生長。無論有根無根。植於濕土中即活。亦類馬齒莧。其莖葉與馬齒莧無異。其花雖大於馬齒莧數倍。實亦四出。惟不知其性何如。尚待試驗也。

芥末之治肺炎

吳克潛

西醫治肺炎。外用芥末泥。貼於胸上。蓋有出汗作用。取宣通之意也。考我國藥品有白芥子一物。用以化痰甚驗。況金鰲氏謂其入肺經。爲利氣豁痰發汗散寒除腫止痛之用。丹溪稱痰在皮裏膜外及脅下。非此不達。蓋其特性。搜剔痰結之功極深。是以宣肺之力倍著也。惟芥末僅可塗布。芥子則可內服。二者相衡。自當以芥子爲優也。

(按)肺炎一症。因受寒肺閉。呼吸短促。老年小人。每多患之。治以宣開肺氣爲前提。芥子辛溫宣肺。功能引炎。無論內服(須與其他開肺藥合用)外敷。均奏偉效。洵良藥也。

神仙粥能治感冒

沈仲圭

專治感冒風寒。暑濕頭痛。幷四時疫氣。流行等症。初得病三日。服之卽解。糯米半合。河水兩碗。生薑五六片。於砂鍋內煮一二沸。次入帶鬚大葱約五七個。煮至米熟。再加米醋小半盃。入內和勻。乘熱呷粥。或但飲湯。卽於無風處睡。以出汗爲度。(錄醫話叢存)

(按)本方以糯米補養爲君。葱薑發散爲臣。而又以酸醋斂之。屢用屢效。非尋常發表之劑可比也。

橄欖可治精神病

前人

橄欖爲綠葉喬木。閩廣產此最夥。味殊苦澀。久之回甘。故昔人比之忠言。錫以諫果。忠果之美名。能治喉痛魚鯁。消酒積。解魚鱉毒。曩閱申報云。治小兒驚癇大人癲癇甚效。幷舉事實以爲證。洵爲綱目所未載。爰節錄之。以供同道之研究。

其文略曰。青果煎膏。用治小兒痰厥驚癇。及大人癲病。極效。往歲家君司鐸景甯。一諸生以鄉試落第。發癲。終日狂號怒罵。藥治半年不愈。有道士勸其家人以青果煎膏飲之。三日而愈。此後。凡此類病。屢試均驗。膏之煎法極便。祗須以鮮青果稍加明礬。入水火煎。及盡得其氣味。乃去渣核。煉膏即可。服法。每用一小匙。沸水沖服。日二三次。

冰糖之妙用

沈仲圭

冰糖自砂糖製成。新本草綱目云。「將上等白砂糖。入釜溶化煮沸。投鷄子白。乘熱攪拌。液面如有浮滓。則取去之。至適宜稠厚。移入他器放冷。聽其結晶」。中國醫學大辭典則謂「冰糖乃甘蔗汁之凝煉成塊者」。二書所載製法。雖詳略互異。而提煉所自。同爲甘蔗或甜菜。

單方治卒然腹痛。白砂糖一錢。酒二鍾。煮取一鍾飲。蓋取其緩痛。民間療咳嗽痰滯。生萊服切片。加糖餅蒸食。蓋取其祛痰。他如金創流血。外敷(砂糖)有止血之功。吸煙被醉。內服奏解毒之效。語其作用(冰糖之作用。大致與砂糖相同)。如是而已。

富庶之家。一至冬令。多服膏滋藥。膏滋藥者。譽病體虛羸之因果。施以適當之方藥。熬成流膏。以便久服。此種「對症發藥」之補劑。自較一般成藥爲優越。

考膏方中多加冰糖。冰糖屬緩和藥。矯味藥。在補劑中之價值。不過增加甘美之味。使病人易於服用。及略能興奮胃機能。既無其他作用。亦乏高深藥理。與西藥舍利別之加白糖。中藥丸劑之加蜂蜜。同爲「非藥的藥」。(「丁譯普通藥物學敎科書有非藥的藥一章」)

雞內金療胃之功用

李健頤

本草備要云『鷄內金。卽鷄之胃。能消水穀。防熱止煩。治膈噎反胃。小兒食瘧等證』。考鷄內金。含有胃酸。及百布聖。胃酸卽胃中天然之酸素。胃臟之强弱。與胃酸之多寡。有關係。百布聖爲健胃助消化之聖藥、然二質相合。故消化之力宏著。鄙人治小兒胃弱疳積之病。常用鷄內金。用米微炒。同淮山藥蘇芡實炒麥芽白糖等。研末。甑熟。滾水冲食。最有奇效。去年平潭有張姓者。年四十餘歲。患噎膈之症。數月之間。病勢垂危。諸藥罔效。余連治月餘。亦將束手。最後想出一法。用鷄內金米糠二味煎湯常飲。一月零。果然病魔退舍。蓋噎膈之病。是因胃酸及胃液缺乏。消化遲滯所致。鷄內金。能補胃酸。米糠含有維他命。能健胃液。夫胃酸胃液充滿。則胃之運動猛捷。消化之力强健。而噎膈之病立瘳矣。

(按)鷄內金卽鷄肫皮。功能助胃消化。爲小兒傷食大人病胃之良藥。如研末服用。收效益著

龜溺能消菱積

石岱雲

光陰荏苒。又入高秋。正芡熟菱香之時也。惟菱最難消化。食之太多。每易生病。幼時嘗聞人云。曩昔有一鄉人。因食菱過多。胃腸阻滯。上不能吐。下不得瀉。終日脘腹脹痛。飲食不進。即延醫診治。用消導之藥。多方不能見效。乃求診於葉天士。葉用藥亦難奏效。歸乘小舟。正在懷思救濟之法。適過菱塘。忽見一龜。泄尿於菱葉上。即化水。葉大悟。折舟返。告鄉人。多捉龜來。以鏡照之。龜見本來面目。懼而泄尿。遂和消導之藥以進。連得大便而愈云。

林擒之治便血

陳清泰

家父患痢疾便血。就治於西醫屋我。未知為服何藥。三四日果愈。愈後約二星期再發。再服藥。再愈。愈後再發。連綿三月不愈。家父慕其醫術精明。不願更醫。時屋我亦施術已盡。束手無法。謂家父曰「予術盡矣。今有一便法。請試之何如」。令勿藥。日食林擒三粒。家父遂日食林擒三粒。二星期餘病果愈。連服一月。後不復發。按林擒於歐美俗稱為果物之女王。極受賞讚。每餐後食之以助消化。其治赤痢便血者。於三十年前發明於德國鄉間。其治療經無數之科學實驗。公認為極有效之赤痢藥。故歐美各國之治療界採用是法者頗多。在日本盛岡地方於二三十年前

治爲以血痔之要藥。有日食林擒能使便通者亦不鮮矣。其所以能治赤痢與血痔者。因其中含有極多量之タンニンニンソン酸及ペクチン質。入胃能使胃液增加以助消化。被腸壁吸收入血中。增加血液之凝固力。及能消腸胃之發炎。故治赤痢便血血痔神效。（按）林擒即花紅

萊菔英治驗談

倪肓化

舍弟五齡。性喜飲酒。家父母以其幼小。常禁之。不聽。一日。因煮豌豆湯。案上置酒壺一。內盛鹼水。將以使豌豆之早爛而熟也。舍弟不知。誤以爲酒。飲之。剛入口。便大叫失聲。仆地旋轉。家人驚集。知中鹼毒。適叔祖朗齋公知醫。環請救治。公曰「速取萊菔英來」搗汁調白糖飲之再四。數小時後。舍弟於瀕危之中。得慶更生焉。維時。余十三歲。心嘗異萊菔英之治驗。而莫明究竟。今乃知其性味呈弱酸性反應。其能奏功也。殆即中和之理歟。

泥鰍治脚氣之神效

蕭熙

家父壯年經商湖口時，患脚腫甚劇。醫藥罔效，四月後，心下悸甚，飲食漸減，延附近名醫診之，醫曰，此脚氣衝心也，不可爲矣，家父駭然，自是灰心人事，以爲斷無向愈之望，越二日，忽有一新遷來之鄰居告以治法曰，君病雖至此，尚未絕望，試購取泥鰍數斤，日以水煮數兩，

井加大蒜頭一個，服之當效，不効，再購服之，無有不愈者，家父如其言，服之良効，前年家父年已五十有六，脚氣復發，仍仿前法服之，不旬日而全愈，今夏暑假期中，家姊之學友亦患脚氣之疾，延醫服附子雞鳴散等成方皆不見功，余以上述之方告之，患者因平日習慣香美，殊不耐斯等臭惡之物如大蒜頭者，私將大蒜頭一味抽出，僅以泥鰍兩許，加靑鹽一撮煮熟食之，未三日而腫止，五日而腫消，至開學時則又一盛鬢豐容之少女矣。

（按）泥鰍生於溪田或小潭中，如鱔魚之形，初購來時，須置淨水中貯養數日，俟其汙泥吐盡，方取用，用時，先以冷水並泥鰍倒入鍋內，急將鍋蓋蓋好，加手按之，煮死後，乃將其肚一條條用竹絲劃破，取內腸物等，再入大蒜煮之，其法固甚簡便，毋庸贅述，惟須注意者，卽泥鰍之自死者，不可食之。食之。必毒發爲害，蓋此物自死後之屍毒素，Potomein 其分解最爲迅速云。

糖尿病與山藥

王西神

糖尿病。劇症也。患此者必廢穀食。並將食物中含有小粉質者。一律免去。然迄未有特效之療治藥。最近德醫發明豬體內之胰子油。爲治此之特效藥。胰子油者。俗稱。日本人名之曰膵臟。吾國家庭婦女。嘗於冬令貯此油。與紅棗同搗成泥。塗於手背。可以去垢避瘃。極著效驗。又懷姙者。垂娩身時。日服此油。可以早產減痛。却未知其更有此一重特別之功用也。掫製味精某君。近患糖尿病。遍服各藥無效。某君固留學西士。專攻化學者。日事化驗藥品。冀得神效之劑。一日中醫某告以服黃蓍山藥二味。某君從之。先服黃蓍不效。乃日進山藥一甌。病象日見減輕。日內已差告霍然矣。夫山藥含小粉質最多。何以能治糖尿病。此中化合生克之理。前此殊未有人注意。惟張仲景因漢武帝患消渴病。爲處七味方。方中卽有山藥一味。然則此藥之特效。張仲景固已在數千年之前。早爲發明。惜後人未加深察耳。

(按)西說糖尿病由於膵質萎縮。內分泌中止。血中糖分。逾於常量。故小便覺甘。而以動物膵臟製成之膵島精治之。然人身正苦多糖。何故反以富含澱粉之山藥治愈。是則理所難通也。余謂糖尿病卽中土所謂下消。下消之因。乃眞陰不足。相火獨亢。故喻嘉言有服六味地黃湯至百帖之治。山藥功專滋陰分。清虛熱。此其所以有特效乎。

龜是痔瘡的特效藥

沈玉書

俗語說:『十人九痔』,可見患痔瘡的人多得很?雖然,事實上未必有九成患這個病,但也不在少數。而稽考古書論痔的,雖分爲二十四種,有所謂翻花痔,蜆肉痔,蓮子痔,鼠尾痔,內痔……等等。治法:又分內服法,外敷法,種種不一,但名稱與治法雖多,而收效呢微乎其微!近有醫痔的專門醫生，聞說收效上還勝一些，可惜動輒的講包醫，非數十金不可，不然，每日到診，亦須花二三塊錢才行呢！花了錢不要緊，而他還往往把病症延長，非經過若干時日，斷無全愈的機會；兄弟身歷其境，飽受其苦了。

本來我身子很羸弱的，平素都患有氣痔的病，稍一勞動，氣卽下降，結聚成瘡，最利害的時候，呈紅色，疼痛，腫如栗子般大，膿呀，血呀，終日淋漓，痛苦之狀，難以形容，一連六年，都是這樣，醫的書籍，翻了不少，各種方藥，也用過不少，結果，卒等於零。後來有一個和尚知道了，給我醫治，他說：「單方一味，氣死名醫，」我給你一條單方罷，遂找一隻「活的龜」來不大不小，他對我說：「這龜煎湯乘熱洗患處，每一日煎洗七次，三日可愈，七日根斷，但係臭氣異常，千萬不可嫌臭，洗完後，可用淸水洗去臭氣，」於是照法試用，第一次洗完，覺痛苦略止，洗至三次，痛就大減，瘡略覺軟，次日，紅腫亦退，洗至第三日，果已全愈，後因嫌他氣味過臭，卒未洗至第七日，就停止了，現在計來相隔四年，還未見有復發，同時將此法介紹給患痔的親朋，無不一洗就愈，計經用此法而治愈的，不下十二三人，因此就以『龜是痔瘡的特效藥』來發表這篇文字，致於是何理由，有這樣應驗，實在不解，醫書說：「龜性陰寒」：「痔由濕火下注而成」，拿陰寒來制濕火，故得奇效。且洗痔時覺甚舒適，并能根治，實在奇怪，所缺憾的，爲有臭氣，倘能證實其理，將龜提取有用原素，製成液劑或粉劑，使無臭氣，可爲治痔之聖藥吧：敢以介紹出來，希望有達到提煉成功之一日，與外藥爭衡。

荷葉蒂與鍋底焦治咳嗆之奇效

劉琴仙

冬日嬰兒。多患頓咳。西醫名百日咳。查去年省地亦多此症發生。某西醫曾發表論文洋洋千言。發諸報章。余嘗用其治法，功效甚微。反不如土藥之神效也。

予戚某孫女年七歲。患百日咳。已有月餘。連咳數十聲。痰甚難出。初服潤肺等藥無效。繼服西藥司各脫魚肝油。及安替批休。到老水等。更不合。此時咳必匯鮮血盈杯。面目浮腫。因到請余診治。適友人何君亦在。何君曰。吾有經驗簡方。祗用荷葉蒂（去莖）數個煮湯。調鍋底焦。（吹去煤。焦研末）空心服。便效。余奇其效。乃使試之。是夜果停止咳嗽。安睡通宵。次日略咳。則痰與血亦甚少矣。連服數次而痊。誠妙藥也。考二味均爲止血之品。其所以兼治咳者。以荷葉象肺。其絲絡中空。善通氣行水。性味甘芳潤澤。肺金腴潤。則其葉下垂。津液隨之而下。如雨露之降。濁陰全消。亢陽不作矣。其與鍋焦同用又何義。蓋焦乃百草煉成。其色黑。其性溫。取紅見黑止。從治之義也。自愈此症後。曾以介紹同道。亦屢試屢效焉。

老母鴨治水膨之實驗

佚名

臬邑西北鄉。距城三十餘里。有村范家莊。居民以農爲業。有韓叟名玉富。年逾古稀。前歲冬間。曾患膨脹症。醫治罔效。延至客夏。腹已便便然。艱於舉步。輾轉牀笫間。困苦異常。毛孔中日流腥黃臭水。涓涓不已。蠅蛆滿身。覩其狀者。靡不作三日嘔。媳乃爲縫一布囊。中實薪灰。令臥其上。子則終日隨侍在側。爲之糞除蠅蛆。玉富飮食減。腹膨如故。諸醫束手。委諸天命而已。適鄰村有老學究某。聞其症。乃授以祕方。令覓多年之老母鴨一隻。(按鴨愈老愈妙)。宰而滌淨去骨。和多年大蒜。不拘多寡。(愈陳愈妙)共同切碎。用雄猪大腸一條。亦滌淨。將大蒜鴨肉。同納腸中。白水煨之。(切勿放入鹽油酌料爲要)。約十六小時之久。取出視之。糜爛如飴。日飮其汁。鴨汁未盡。腹當更高。鴨汁盡而腹消矣。韓子姑作背城借一之計。效果捷如桴鼓。韓叟迄今精神矍鑠。健啖如壯歲。此項事實。韓國銀親爲予言。國銀者。即叟子名也。

『按』丁仲祜食物新本艸云。鳧。有扶助消化。治水腫之效。和漢藥攷引荷蘭藥鏡曰。大蒜根。含酷厲揮發油。內服之。其氣鑽透。迅達全身。稀釋疏解。排泄汗液。利小便。惟乾則油氣消失。失却效力。據此。則韓叟之腹水症。其治愈之理。蓋在鴨蒜有利水作用。若用野鴨生蒜。見效當尤速也。

白鯗頭急救白菓毒

董佩箴

白菓『俗稱』卽公孫樹。屬松柏科。生江南宣城。初名鴨脚子。宋時入貢。以其形如小杏而色白。遂名銀杏。明李時珍發明作爲藥用。故今時方中間亦用之。本草綱目載。味甘苦。性平濇無毒。熟食性溫有小毒。近傳三角者有毒。然其所以有毒之理。均無人註明。據多數經驗之報告。少食無害。多食必有中毒之虞。小兒之中毒。尤易于成人。蓋因小兒之體重。較成人爲輕。而好食白果。較成人量多也。美醫譚義爾博士云。『凡菓仁率多含有青酸毒。多食每易中毒』。意白果亦屬核仁之一。其中所含之毒。或爲青酸。亦未可知。不然。何其中毒之現狀。與桃杏仁之毒相彷彿。雖然。意想所及。容多謬誤。還祈明哲指正。

(一)中毒之現狀　中白果毒者驟然大賊一聲。卽時知覺脫失。仆於地上。而發痙攣。如癲癇狀。面色紫褐。瞳孔散大。脈搏微弱。呼吸遲緩。(每分鐘約五六次)且帶白果仁氣味。若不急救。數秒鐘。卽可斃命。

(二)急救之經過　予用白鯗急救白果毒。已治愈四五人。因無記錄。不能追述。惟最近於民國十七年七月間。曾治愈友人趙君悟生。緣趙君因患遺精。每日以白果十枚冲荳腐漿。充當晨餐。照例冲服。不料下咽移時。忽然大賊一聲。身亦隨倒。其家屬驚詫萬狀。疑爲染時疫也。電招予診。予詢知顛末。知中白果毒。急命以白鯗頭三枚。煎湯頻灌半小時後。忽然而愈。愈後亦無其他變端。

(三)驗方之由來　吳興名醫凌曉五先輩於『六科良方』自序曰『予於字簏中。檢得錢塘周氏舊本良方集要。置於案頭。以資參考。至辛亥歲秋九月。次兒忽中白果毒症。狀類驚風。已瀕于死、翻閱是本得白鯗頭可治。遂按方煎服立甦。洵屬千金易得。一效難求也。于是添刊親驗良方數則。以廣流傳』云云觀此則知良方集要中載此驗方。復經凌氏實驗。是驗而更確，且查各種驗方書中。均有用白鯗頭解白果之方。是此方之有價値。已可不問可知矣。雖然。白鯗頭解救白果毒之效如此。而其所以有效之理由。尙不能得其確解。海內外不乏明士。望有以教我焉。

(按)此例中尙有足供研究者。趙君連服白果多日。未曾中毒。何以第十一日忽然發病。莫非誤食三角毒乎。毒白果持續服之。在內排洩遲緩。發生蓄積作用。而起中毒現象。如西藥中之毛地黃乎。大祗食此中毒。而歸咎於三角者。亦當時推測之辭。於後說較爲近似也。

韮菜之救吞金

非非室主

程志歐者。杭產而寓於蘇。芳齡二十。肄業女中。頗知勤奮。課畢歸來。埋首芸窗。溫理功課。性好整潔。案頭文具書籍。位置井然有序。一日。回家稍晏。見書籍凌亂。紙筆狼藉。詢諸女僕。知係弱弟所爲。乃怒斥之。弟固桀驁。反唇相譏。而母氏又左袒其弟。轉責志歐性躁。於

是方寸憤懣。遂萌死念●

無何。華燈耀目。夜膳已陳。伊推言腹飽。不赴餐室。獨坐深閨。嚶嚶啜泣。深覺現代社會。雖競言平等自由。而重男輕女之積弊。尙固結一般人士之腦海。即此口角細故。猶且顯分軒輊。則他日更大之事。必有不堪忍受者。茫茫前途。何以爲生。於是抽毫濡墨。草絕命書竟。取金耳環一付。金鈕扣二枚。吞入腹中。蒙被而睡。靜待死神之來臨矣●

翌晨。病未作。腹亦不痛。仍赴校上課。私將宵來事。洩諸某女士。某固伊之摯友。一面多方勸慰。一面電告伊家。家中聞訊。惶急萬分。即以包車迎回。並延西醫診治。會有隣嫗來云。是病祇須多啖韭菜。金器即被包裹。由大便而出。乃急覓韭。(不可切斷)炒至半熟。強之食。不意明日檢視大便。燦爛黃物。果在此矣。

非非室主曰。近年以還。自殺之事。迭見報章。揆厥緣由。或感經濟之壓迫。或遭失戀之痛苦。雖曰懦弱。猶有不得已之苦衷。今因姊弟口角。遽萌短見。未免等生命于鴻毛。豈爲曾受中等教育者。所應出此耶。至韭菜之救吞金。見于中土方書。素著奇績。允宜表而出之。以爲中西醫家臨床之一助也。

誤吞銅元用荸薺之實驗

蔡濟平

呉吞銅元。多食荸薺。自能消化。此方看似平淡。確有實驗。余妹幼時。曾誤吞銅錢一枚。適在鄉間。苦無醫藥。先母即購荸薺數斤。不去皮苗。洗淨與食。以代餐飯。次日大便。其錢即隨之而下矣。銅錢與銅元。并無分別。可以同治。

李代桃殭之戒煙妙法

公達

余戚某君。服務於金融界。染烟霞癖甚深。月入百金。半耗於是。家中食指浩繁。以是時虞不給。其夫人甚賢淑。屢勸戒除。某君亦頗自苦。立意絕之。顧每以四肢酸軟。涕淚交流。忍無可忍而破戒。事與願違。徒呼負負。夫人尋得一計。自任煎膏之勞。而陰和以紅茶一成。祕不使知。果無他異。月餘膏盡。煎時。復和以二成。亦未被覺。于是逐漸遞增。歷年而其所吸之膏。已成為純粹的茶膏。然彼固仍認其為雲土原料也。吸之似覺神清氣爽。與歷次無異。夫人見計得售。忻慰莫名。惟仍不向道破。蓋本經驗所得。吸煙者初無所謂。僅屬心理作用。設或告以祕密。必致失敗也。故某君迄今仍在大吸茶膏。以解厥癮。余聞而深服夫人之智。因念同胞中不乏與某同癖者。特誌其梗概如右。以備其家中採納焉。

（按）茶之成分。為茶素。揮發油。單寧。苦里夏登等。多服有興奮神經之效。是以人當疲憊思睡。或宿酲未消。苟進濃茶一盅。精神為之一振。此茶素提神之力也。惟其提神。遠不如嗎啡之烈。且人飲茶。究屬少量。故于生理。並無顯著之害。某君之夫人。以茶膏代煙。非僅心理作用。實因茶有代鴉片之可能。目下煙雖不吸。癮實未刈。鄙意最好進一步以甘草膏代茶膏。其遞加方法。一如茶膏之于鴉片。則期月之後。老癮無復萌之虞矣。

雞蛋戒烟之實驗

沈仲圭

前者見申報常識欄雜錄中。某君所傳生鷄蛋戒烟法。大致請吸鴉片後。即食生鷄蛋。每吸勿忘。癮大者每食二三枚。癮小者一二枚亦可。半月之後。見烟自厭。即可戒絕云云。余以此方簡便。並無弊害。（即不驗。食生鷄蛋。亦有益無害也。）因勸友人姜錢二君試戒。未及一月。毫無痛苦。癮自不來。且聞烟味泛惡。不思再吸。誠奇妙不可思議也。友人常謂余曰。「吸人膏血。萬惡之源鴉片烟。乃能以至平常之鷄蛋治之。實夢想不到。」此方之有特效。可爲明證。惟須有恒心。每吸不忘食鷄蛋。實爲至要。否則。恐難見效。再鷄蛋須冷食抑熱食。（冷食破殼。以口吸之。熱食以開水稍溫。或以開水冲食。）戒者頗起疑問。惟據余友經驗。言均以開水冲食。吸烟後藉此代茶。並可解口渴云。（仲圭按）鷄蛋內含水分七三•九%。蛋白質一四•一%。脂肪一〇•九%。營養之價值甚高。爲病後產後虛體老幼最良之食補品。中國本草稱其「安五臟。益氣血。」益與西說類似。又蛋白澤肌膚。黃補腦弱。衣（殼內白膜）療音嗄。醫療方面。亦多採用。今據常識之實驗報告。則知本品尤爲戒烟良方也。

（志一按）近今醫界。根據學理實驗。證明蛋黃素爲舒適之戒烟法。凡虛弱烟體。最爲合宜。此項專藥。頗已流行。惟不若此方之效偉而價廉也。

第二章　食物療病之驗方

非非室驗方

沈仲圭

□戒烟單方　吸鴉片後。即食生鷄卵一二枚。（沸水冲服）每吸勿忘。半月之後。見烟自厭。（申報）

□小兒疳病方　（一）全蝎三錢。烘乾爲末。每用牛肉四兩。作肉圓。加蝎末少許。蒸熟。令兒逐日食之。以蝎末服完爲度。（見溫病條辨）（按）全蝎疏肝風。牛肉培土虛。一通一補。相需成功。（二）大棗百十枚。去核。像核之大小。實以生軍。外裹以麵。煨極熟。搗爲丸。如小棗核大。每服七丸。日再服。此亦補瀉兼施法也。

□咳嗽單方　雪梨一枚。挖去心。實以川貝。（約三錢）飯鍋蒸熟。一次食盡。咳嗽由于燥火者。輒效。

□遺精便方　門人蕭熙。嘗病遺精。以芡實米仁常服而愈。蓋以前者之止濇。收攝精管。後者之利水。舒緩膀胱。（膀胱尿液充盈。壓迫精囊。每致夢遺。）曩見醫藥新聞報載滑精方。用芡實車前二味。用意相同。當亦有驗。

【治】心動遺精　蓮心一錢研末。入辰砂一分。淡鹽湯下。

【治】玉靈膏　大補氣血。力勝蔘芪。衰羸老弱。別無痰火便滑之病者。服之最妙。自剝好龍眼肉。盛竹筒式瓷碗內。每肉一兩。入白糖一錢。素體多火者。再入西洋參片如糖數。碗口冪以絲綿一層。日日於飯鍋上蒸之。蒸至百次。每服一匙。開水瀹食。

夢遺溺白方

陳藏器

戚張伯甫患夢遺。久而不愈。服藥無效。虛象疊見。溺色泛白。張君憂之。走告余。余曰。單方內有韮子可治遺精一條。韮子無毒。無害於身體。曷不試之。張君如余言。每日空心吞韮子二十粒鹽湯下。月餘而瘳。韮子辛甘而溫。補肝腎。助命門。治虛寒之人。最宜。

腰痛外治藥

沈熊璋

腰痛一症。原因複雜。製方服藥。鮮有效果。惟此藥外治。確有藥到病除之功。非虛語也。法取黃牛腿骨一付。棄骨取髓。熬煉成膏。置瓷器中。用時。取膏少許。置火上化烊。以潔淨棉花。蘸敷患處。日凡數次。

（按）時珍云。牛骨髓能理折傷。擦損痛。甚妙。宏景云。能續絕傷。但據實驗所得。本品不但治跌仆致傷之損病。並可治諸般腰疼也。

西瓜能療腫脹

西瓜富於水分及糖質。解渴消暑。爲夏果中之雋品。然不知尙有治病之功效也。凡腎及膀胱有病。西瓜汁可以療之。有利尿清血之奇効。若患膨脹等病。腹大如五石瓠。危在旦夕。亦可以西瓜治之。法以大蒜數顆。實瓜瓤中。瓜外塗以泥土。於火中炙之。至泥乾欲落。則瓜汁與蒜汁化合。藏之家庭。以供應用。雖極危險之膨脹。服之奇驗。腫消尿利。必漸復原。洵奇方也。吾人宜於夏日製成。以備不時之需。若能施送病家。尤爲莫大功德。患者一面服西瓜汁。一面斷鹽一百二十天。待腎健全。此病庶無復發之虞。

西瓜霜治喉如神

佚名

我們大家都以爲西瓜皮是無用的廢物。却不知道是醫喉痛的神藥。我們家裏每到伏天的時候。就把吃過的瓜皮。除外面靑的一層剩着外。其餘的都切去。洗淨後。放在烈日下曬乾。至瓜皮捲轉而現黃色爲止。隨後搽以鹽。封在甕裏。藏到明年春間。就可應用。凡患有喉痛病的。那末只要在睡前。拿這瓜皮一片。裏面摻些鹽花。含在嘴裏。到明天早上吐去。輕的只要一二次就好了。因爲西瓜皮和䴴的性。都是淸涼的。

西瓜霜爲喉藥中最重要之藥味。製法將西瓜頂上切下一塊。用調羹將西瓜瓤挖去。加六兩皮硝。遍塗瓜殼內之周圍。然後以繩捆之。懸於通風處。旬日後。瓜皮上卽有結晶粒之瓜霜生出矣

治水腫方

非非室主

取黑魚二尾。（每尾約斤餘）將肚內各物除去。洗淨。用大蒜頭及靑葱塞滿魚腹。外將枯荷葉包好。再塗以黃泥。置火上煨之。至泥乾將落。魚香溢出時。卽將泥與荷葉并蒜葱。一倂除去。給患者食之。每日一尾。重則十餘尾。輕則六七尾。腫水由小便排出而愈。

治腹內絛蟲方

非非室主

石榴皮煎汁。（不限多少）愈濃愈妙。乘飢時服下。但服後宜禁雜食。則見效愈速。（按藏器云。酸榴皮煎服下蚘虫。酸石榴之形較小。絛虫蚘虫。同爲人體寄生虫。既克下蚘。必能下絛。此不難連想而知也。）

治凍瘡方

非非室主

用大白蘿蔔一個。切成二截。用小刀將其肉挖爛。(切勿把外面的蘿蔔皮挖破)卽將切下的一截蓋上。再以竹釘插緊。(因免灰土侵入)乃置炭火內煨熟。取出。其肉已化爲汁。將此汁頻頻搽患處。破皮者卽結合。紅腫者卽消散。洵神方也。

玻璃入腹治方

吳去疾

家庭常識第一集急救門。有救吞玻璃入腹一則。其文云。玻璃誤吞腹中。。其害非淺。可用赤豆煮湯。儘量而飲。服後再用瀉藥。不逾時。赤豆裹玻璃而出。此方試驗見效。幸勿輕視。

大烏龜治三陰瘧

仲頡

活大烏龜一個。連殼左右肩上。各鑽一孔。近尾處亦鑽一孔。以明雄黃九錢。研細每孔摻入三錢。外以黃泥包固。勿令泄氣。炭火煨存性。研細。每服准一錢。空心陳酒下。二三服卽止。

治瘌驗方

張沛恩

豬肉骨。火煅。研細末。(陳火腿骨最好)白滾湯調下。每日早晚各服二錢。

(按)骨乃石灰質與膠質所組成。醃鹹則含鹽質。故能使大腸細菌無生存餘地。而由大便瀉出也。

治噤口痢方

仲圭

老藕搗汁。煎熟。稍和砂糖。頻服。

(按)下痢而至不能食。此胃氣已竭之徵也。然大劑補藥。又非虛甚者所能受。故必以甘平養胃之品如藕汁者。緩緩調補。冀其胃氣一復。而後可以收斂劑。止其痢也。

治久痢久瀉方

仲圭

石榴皮燒灰存性。研末米湯調下二錢。

(按)初痢必須通下。久痢則當止澀。此治痢大法也。石榴皮味酸氣溫。澀腸止痢。功與御米殼、赤石脂相若。故克治之。治久瀉尤效。

小兒晝夜咳嗽方

王則樵

用眞山藥一味，煮熟加糖調服、神效之至、

(按)此脾虛不能生肺金、山藥色白入肺、味甘歸脾、甘味調服、入脾肺二經、補其不足、淸

其虛熱、自然痰咳止而飲食增矣、

痔瘡疼痛方　　前人

用大田螺一個、放碗內、俟掩開、入冰片五釐螺肉內、待螺滲出漿水。用鴨毛蘸水刷上、痔痛卽止、

（按）痔瘡多因濕熱所致、田螺味甘大寒、利濕淸熱、以香竄之冰片、爲之嚮導、故藥到痛止、此方治湯火傷、亦妙、

小便不通方　　前人

用大蒜一個、梔子七枚、鹽花少許、共搗爛攤棉紙上、貼臍中良久卽通、如不通、卽移塗陰囊上、立通、

（按）大蒜通五臟、達諸竅、梔子泄心肺三焦之火下行、故收效甚佳。

（又方）囫圇蓮房一隻、煎服卽通、鮮者尤妙、

（按）膀胱下口、曲而斜上、以入陰莖、溺能射出者、肺氣注射之力也、蓮房外圓中空、能濇氣而通脬、故用之輒效、

（又方）葱白一握，食鹽一兩、和勻搗爛、炒熱、以布包熨臍上、小便即通、

腎囊腫大方

前人

以陳壁土炒苡米仁、煎濃如膏、連三服，即愈、

（按）土勝、則水受其制、水勝、則土失其權、故囊腎腫大如斗升、苡仁甘淡微寒，而屬土、故治水腫最佳、

小兒遺尿方

前人

以鷄肝加肉桂末、蒸食之神效、

（按）鷄屬木、取木火相生之義、鷄又無尿、取不遺之義、肉桂辛溫、引火歸源、自能攝水、何至遺溺哉、

嘔吐良方

華雨時

予姨日前患嘔吐。日必數次。良苦。進菜即反出。予告以切生姜三片。滾水泡服。或能奏效。後以法服之。果愈

(按)生姜味辛性溫。達陽明太陰二經以除寒。能散胸膈之逆氣。宜其爲治嘔之聖藥也。惟胃府有火者忌之。

胃病驗方

楊志一

用炒乾鍋焦五兩。神麯四錢。砂仁二錢。焦山查四錢。鷄肫皮五錢。以上五味。炒焦研末。紮丸如桂圓大。每服一二丸。日服三次。

(按)鍋焦。卽飯鍋巴也。消食止瀉。功效頗著。合以消積之麯查。開胃之砂肫。用治小兒停食及胃不消化症。無不應驗。

治黃水瘡方

沈壽鵬

予弟少英。在舊年八月的時候。身上生出許多大小的水泡。痛癢難受。破時便潰下黃色濃汁。醫者說是黃水瘡。坐不安。睡不穩。終日叫吵不休。雖延醫搽藥。亦不見效。後予姑母傳來一方。叫拿蠶荳殼的灰和麻油調和。搽在患處。其效如神。但時當八月。那裏去找蠶荳的殼呢。(因必須不落水的荳殼。若老蠶荳浸透剝下的殼。是無效的)。後來原經姑母去找得少許。拿來與小弟弟一搽。果然一天好似一天。不多幾天就收疤了。這不費一文的單方。眞是神效之極。因此將地質獻於閱者諸君。當此吃荳時候。剝下來的荳殼不要拋棄。拿它炙做灰。收藏着。倒是家庭藥庫中的一味良藥哩。

水菓可爲藥

陳存仁

凡一切菓品。如橘。梨等類。人知有解渴生津之功用外。餘多作消遣品。其於醫藥上之功用，反湮沒無聞。爰集普通菓品十數種。一一述明其眞價值。以彰其功。

(柿)涼血。乾者潤肺開胃。能治吐血下血。熱淋澀痛。反胃吐食諸證。其蒂與丁香生薑同用。可治呃逆。

(橘)開胃止渴。橘皮能散。能瀉。能溫。能補。能和。化痰。順氣。理中。調脾。快膈。其核乃療疝氣要藥。與杜仲同用。治腰痛。

(枇杷)解渴疾。治肺熱症。婦人產後口乾。食之最宜。

(楊梅)消食下酒。多食則損齒。炙灰末服。治下痢。

(櫻桃)蛇咬。打汁飲。以渣敷傷處。若浸於高粱酒內，可治凍瘃之未潰者。

(白菓)性濇。取其肉搗爛。豆腐漿冲服。治白濁。婦女出門。遇尿急。不得廁所。脹痛難忍。最爲不便。可於出門時吃白菓七粒。可無此患。陳年油浸白菓。可療肺病。

(胡桃)其肉潤肌黑髮。服時。不得併食。須漸漸食。初食服一顆。每五日加一顆。至二十顆止。周而復始。久之。則骨肉細膩光潤。鬚髮黑澤。血脈通潤。

(荔枝)止煩渴。能解口臭。

(龍眼)大補陰血。與人參同食。治一切虛勞不足。

(橄欖)治喉痛。解煤毒。咀嚼嚥汁。能治一切咽喉症。又解河豚毒。取多數爛橄欖。藏於瓶中。久化為水。可敷燙傷及濕熱瘡瘍。

(柚子)切片。清水煎。加糖。可解酒酲。

(藕)生食生津止渴。切碎濃煎湯飲。能止血生血。補心脾。患貧血及吐血症者。飲之頗宜。久服自能復原。

(蓮蓬)連殼置飯鍋上蒸熟剝食。能開胃增食慾。固腎氣。止遺洩。取殼炙灰。研末冲服。能止婦女血崩經漏。

(花紅)用好燒酒浸透食之。能治久痢。

(菠菜)生食潤肺生津液。熟食有補腦之功。

(梨)切去柄蒂。挖去心。實以冰糖。仍將切下之柄蒂蓋好。置飯鍋上。蒸爛食之。治秋燥咳嗽。生梨切片。貼湯火傷甚良。

（葡萄）滋腎水。補血液。養胃生津。强志安神。

（山楂）可解酒消脹。助胃之消化。灸灰末服。能止泄瀉。

家用良藥

佚名

凡家庭之間。無論貧富。必有普通良藥幾種。此良藥者。即日常生活及食物所用之物。可利用之爲藥劑者。然常人每習焉不察。以其無醫學知識故也。不知救病之良藥。各家中皆有之。人苟有此等知識。則雖處於荒僻之地。而近處無藥舖者。或病者値危急之秋。而醫治刻不及待者。自不致束手無策矣。茲舉家庭固有物。可爲藥劑者。列之如左。

一、砂糖　砂糖有退熱之功用。在各種熱病發熱之際。可用砂糖一錢。溶於水中飲之。則體熱可略減。其性又能刺戟腸胃而助消化。故可用之爲消化劑。多食砂糖。能清潔胃腸。故積食者可服之。入飽食後。腹中不舒。以砂糖一錢溶水服之。頗覺心地爲之暢快焉。

二、炭　炭能消臭及收濕氣。故可置於病人床下。惡瘡發臭。可用饅頭或芝麻粉合末爲軟膏。敷於瘡面。又如泄瀉。胃不消化。噯氣者。可用炭粉一分至一錢。加砂糖拌和。用水冲服。（按我國習俗。食積服山楂末飯灰等。亦炭質也。惟知其法而不知其理耳。）中國植物質之毒。即燒動物之骨肉。使其變成動物炭。研細服之。其毒自解。

三、薑　無論鮮者與乾者皆有辣味。以之浸酒。或製成糖薑。可治食物不消化之病。血滯身冷。及腹痛氣脹。均可服之。又喉痛及胸痛等。將薑搗爛外敷。能消炎止痛。

四、蒜頭　此物不宜多食。多食則悶。而或至吐瀉。惟服之適宜。則能化痰開胃。止欬之法。可用蒜頭一分搗爛。醋三分和勻。浸半日去渣。再加白糖六分。燉熱令化。用時小孩每服半酒杯。老者每服一酒杯。功能止咳。若肚痛胃痛。可將蒜頭搗爛。敷於痛處。

五、食鹽　鹽爲調和食物之要品。食之甚多。則可爲改血藥。於瘰癧病有益。若用鹽水洗浴。無論或冷或暖。皆能感動皮膚。而於身弱或足軟之人大有益處。通常誤服毒藥。可用鹽一大匙溶化於溫水服之。爲最便利之吐藥。又有數種。手足抽搐而冷。用食鹽炒熱。包於布中。以摩擦四肢。

六、白礬，此物收斂之性甚大。能止身外之流血。又可作洗膿瘡之藥。每用一分至三分。溶於水中飲之。能止腸胃肺腎血溢之病。眼發紅腫。可用濃白礬水洗之。喉中生瘡。亦可用白礬水漱喉。誠家居必用之良藥也。

七、油　油之效用甚廣。火傷之際。用之爲最良藥劑。因可免火傷痛苦。中毒時以油溶溫湯中飲之。可以解毒。有時爲黃蜂。蜜蜂。昆蟲及蛇。蝎所螫。則以溫油摩擦其所。至十餘分鐘時有効。又微細之蟲一滴用油入耳。自死也。（按油有種種此所舉者乃香油菜油橄欖油等是也）

八、酒　酒有種種。多飲之均有害。惟用以治病。則為良藥也。如溺死。縊死之際。若其人復蘇。用溫酒少許飲之。能振精神。久病虛脫。亦可用燒酒半匙。入於溫水使飲。又跌打損傷。可用酒水各半。洗其傷處。小兒從高處墜下。全身須用暖酒浸洗。否則恐發生他病也。

九、醋　人患各種熱病。身發　布蘸醋以洗皮膚。令人身涼。又可與糖及葡萄酒加水調勻。令熱漸退。流火丹毒。用白礬浸醋內。以棉花浸透敷之。甚效。以蜜水調和漱喉。又可治喉病。

十、冷水及熱水　水為卓越之藥品。冷水於挫傷及打傷尤有效。當其初傷時。即以冷水洗滌。可免積血發炎。但水暖即換之。打傷時可將傷處全部浸於冷水。至無痛苦乃止。出血不止。用冷水淋傷處亦有效。凡患熱症。皆可飲以冷開水。蓋冷水外用有消炎止血之功。內服有解熱平脈之効也。熱水亦為普通良藥。多服能發表出汗。外用可作腳湯。即以食鹽一撮。投於微溫湯中。(不可過熱熱則有害)使腳入水約十五分時。即以毛布擦乾。不可受冷。凡用此法。於普通頭痛。頭眩。耳鳴。呼吸逼迫。胸痛筋骨病各症．行之咸有効。

黑木耳能治乾血癆

近世常人之心理。多以價貴之物為良品。故嘗重視白木耳而輕視黑木耳。殊不知黑木耳為大補肝腎之品。能治婦女肝腎虧損。血液乾枯之乾血癆。余妹患此。百藥無效。蒙京友陳百耐君傳授一方。以黑木耳三斤。白冰糖三斤。每日蒸服木耳冰糖各半兩。服完果得痊愈。足徵確有神效。同病者曷試服之。(周良安)

肝臟可療貧血症

嚴華仁

貧血者。爲血液中之血色素及赤血球之減少。而其原因。大都爲：

(一)出血。例如外傷、難產。月經過多。痔出血。衄血。內臟出血，腸寄生虫病等。

(二)因毒素作用。而血球崩潰。如傳染病。藥物中毒等。

(三)赤血球新生之障碍。如消化不良。營養不給。日光空氣之供給不良。運動不足。精神及身體之過勞。各種慢性疾病等。

貧血之症候。爲皮膚及粘膜之蒼白。身體倦怠。每運動則呼吸及脈搏不整。屢發頭痛。頭暈。耳鳴。惡心等症。

貧血向來之治療法。大部內服鐵劑與砒劑等。然砒鐵爲劇毒之藥。普通病家不宜自用。雖醫生亦須以極愼重之方針處置之。然則藥物療法之外。尙有輸血法與食餌療法。輸血法爲近十數年來所盛行。對於外傷或其他原因之大出血。用之極有效果。惟施行於慢性貧血及惡性貧血則無效矣。是以貧血症宜以食餌療法爲最佳。食餌療法云者。即以食物中含有多量之營養分。以增加赤血球及血色素也。

經著者以多種食品試驗之結果。惟肝臟食餌最有特效。肝臟以小牛肝爲佳。能生食之固更有效。然有腥味，亦可烹而食之。但不可煑過十分鐘。或佐以檸檬。蘋菓。洋葱。生薑等。以消其腥味。功固未稍損也。願患貧血者一試食之。當知余言之不謬。

近年藥商多以肝臟製成浸膏Extract。爲內服劑及注射劑。則對於應用上頗爲便利。可視爲一種藥品而用之，惟經許多手續。價格方面。竟至出人意料之高貴耳。

(志按)用煅石決明三錢。夜明砂二錢。同研末。大雄鷄肝一具。(豬肝亦可。忌鐵水。并將肝中附帶之膜油去淨。)放入碗內。用竹筷搗爛，將上兩藥末同肝拌勻。一服即明朗如常。二服全愈，足徵肝臟又爲目疾之聖劑也。

介紹實用醫藥新書　外埠寄費加一

萬病驗方大全……二冊……實售洋一元二角
全國名醫驗案類編……八冊……實售洋四元八角
民衆醫藥常識……四冊……實售洋二元二角
家庭醫藥顧問……一冊……實售洋二元
國民醫藥須知初集……二冊……實售洋二元
國民醫藥須知二集……一冊……實售洋一元八角
丁甘仁醫案……四冊……實售洋二元四角
清代名醫醫案精華……四冊……實售洋二元四角
清代名醫醫話精華……四冊……實售洋二元四角
實用中醫學……四冊……實售洋二元四角
新本草綱目……二冊……實售洋八元
梅氏驗方新編……七冊……實售洋二元
中醫新論彙編……四冊……實售洋五元
外科學總論……一冊……實售洋一元二角五分
精神病廣義……二冊……實售洋二元
劉譯皇漢醫學……二冊……實售洋八、元
臨床應用漢方醫學解說……一冊……實售洋一元六角
和漢醫學眞髓【平裝】……一冊……實售洋二元四角
中國針灸治療學……一冊……實售洋二元八角

上海白克路西祥康里第九十號國醫出版社經售

醫士楊志一編著醫藥新書出版

空前巨著	大衆醫庫	全書一冊 九角六分
療養新書	精神療病法	全書一冊 實洋四角
家庭顧問	家庭醫藥寶庫	全書二冊 一元六角
婦女叢書	生育問題全集	全書二冊 實洋一元
婦女叢書	月經問題	全書一冊 實洋六角
婦女叢書	婦科經驗良方	全書一冊 實洋六角
防疫專書	四季傳染病	全書一冊 實洋六角
療胃新書	胃病研究	全書一冊 實洋二角
青年叢書	性的衛生	全書一冊 實洋一元
性病指南	男女青年病	全書三冊 一元二角
[illegible]	神經衰弱淺說	全書一冊 實洋四角
健腦新書	腦病研究	全書一冊 實洋四角
虛癆叢書	吐血與肺癆	全書一冊 實洋四角
虛癆叢書	性慾與肺癆	全書一冊 實洋四角
用藥指南	中藥新論彙編	全書二冊 實洋八角
人人必備	大衆實用驗方	全書一冊 實洋三角

上海　白克路西祥康里九十號　國醫出版社發行　外埠函購寄費加一

仲圭醫論彙選

出版

本書編者沈仲圭君。係已故名醫王香巖之高足。香巖先生爲歸安淩曉五之入室弟子。淩王二氏。俱負盛名於一時。沈君對於中醫舊說。既淵源有自。復參攷科學新理。一爐而共冶之。故其所爲醫論。融會新舊。獨標眞諦本集所搜。都係近年所作。分論文、藥物、證治、方劑、衛生、雜俎、六編。皆養生療疾之大道。明窗淨几。展卷細讀。當勝於其他一切消遣之閑書也。每部定價大洋一元。優待八折。寄費另加一角五厘。

杭州粮道山十號沈仲圭醫室發行

中華民國二十五年四月出版

食物療病常識

每冊定價大洋五角

編著者　吉安楊志一　杭州沈仲圭

發行者　上海白克路西祥康里　國醫出版社

印刷者　上海方斜支路四號　興羣印刷所

代售處　上海山東路　中醫書局

上海三馬路望平街　千頃堂書局

名：食物療病常識
系列：心一堂・飲食文化經典文庫
原著：沈仲圭、楊志一
主編・責任編輯：陳劍聰

出版：心一堂有限公司
通訊地址：香港九龍旺角彌敦道六一〇號荷李活商業中心十八樓〇五一〇六室
深港讀者服務中心：中國深圳市羅湖區立新路六號羅湖商業大厦負一層〇〇八室
電話號碼：(852) 67150840
網址：publish.sunyata.cc
淘宝店地址：https://shop210782774.taobao.com
微店地址：https://weidian.com/s/1212826297
臉書：https://www.facebook.com/sunyatabook
讀者論壇：http://bbs.sunyata.cc

香港發行：香港聯合書刊物流有限公司
地址：香港新界大埔汀麗路36號中華商務印刷大廈3樓
電話號碼：(852) 2150-2100
傳真號碼：(852) 2407-3062
電郵：info@suplogistics.com.hk

台灣發行：秀威資訊科技股份有限公司
地址：台灣台北市內湖區瑞光路七十六巷六十五號一樓
電話號碼：+886-2-2796-3638
傳真號碼：+886-2-2796-1377
網絡書店：www.bodbooks.com.tw
心一堂台灣國家書店讀者服務中心：
地址：台灣台北市中山區松江路二〇九號1樓
電話號碼：+886-2-2518-0207
傳真號碼：+886-2-2518-0778
網址：http://www.govbooks.com.tw

中國大陸發行 零售：深圳心一堂文化傳播有限公司
深圳地址：深圳市羅湖區立新路六號羅湖商業大厦負一層008室
電話號碼：(86)0755-82224934

版次：二零一七年十月初版，平裝

心一堂微店二維碼　心一堂淘寶店二維碼

定價：
港幣　七十八元正
新台幣　二百九十八元正

國際書號 ISBN 978-988-8317-88-2